Régime de foie gras En français/ Fatty liver diet In French:

Guide sur la façon de mettre fin à la maladie du foie gras

Table des matières

Introduction...5

Chapitre 1: Qu'est-ce que le foie gras? 11

Chapitre 2: Fonctionnement du foie et types de maladies 22

Chapitre 3: Qu'est-ce qu'une cure de désintoxication du 31

Chapitre 4: Les avantages d'une désintoxication du foie 37

Chapitre 5: Comment désintoxiquer votre foie grâce à 40

Chapitre 6: Remèdes naturels contre le fois gras.................. 51

Chapitre 7: Aliments et boissons diététiques sains pour.......... 57

Chapitre 8: Plans d'alimentation et quels aliments et 68

Conclusion 79

difficultés ou des dommages qui pourraient leur arriver après avoir pris les informations décrites ici.

En plus, les informations contenues dans les pages ont des raisons informatives uniquement et doivent donc être considérées comme universelles. Les informations présentées sont sans assurance quant à leur validité continue ou à leur qualité provisoire. Les marques de commerce mentionnées sont faites sans autorisation écrite et ne peuvent en aucun cas être considérées comme une approbation du titulaire de la marque

Introduction

Il est important de jouer un rôle actif dans votre santé. Si vous vous inquiétez pour votre foie, vous avez peut-être entendu parler d'une cure de désintoxication, de nettoyage ou de rinçage du foie. Votre foie, le deuxième plus grand organe de votre corps, traite la médecine externe et les nutriments internes en plus de s'assurer que votre corps élimine les toxines potentiellement nocives. De nombreuses personnes décident de faire une cure de désintoxication du foie après une consommation prolongée d'alcool d'aliments transformés afin d'aider leur corps à éliminer ces toxines. D'autres personnes se tournent vers une cure de désintoxication du foie pour aider leur vie quotidienne. De plus, d'autres envisagent une cure de désintoxication du foie lorsqu'ils ont développé une maladie du foie et recherchent des options de traitement supplémentaires.

Semblable à d'autres détox, il existe des variantes disponibles et certaines choses que vous devez savoir avant de commencer. Par exemple, il existe différents aliments et boissons qui sont bons pour la santé de votre foie, et d'autres aliments et boissons qui peuvent être nocifs. Certaines détox sont les meilleures pour une seule journée, tandis que d'autres peuvent durer jusqu'à une semaine ou plus. Certains sont en fait très malsains pour votre corps tandis que d'autres répondent à vos besoins nutritionnels. Ce ne sont là que quelques-unes des raisons pour lesquelles vous devez faire attention à ce que vous choisissez de faire pour désintoxiquer votre foie et également pour soutenir votre santé globale.

La désintoxication de votre foie vous aide de différentes manières. Premièrement, vous commencerez probablement à vous sentir mieux au début du processus. Vous vous sentirez plus léger, plus sain et plus énergique. Deuxièmement, vous aiderez votre corps à commencer à s'adapter à une alimentation saine au lieu de consommer des aliments et des boissons malsains. Enfin, vous commencerez à éliminer les toxines en excès et l'accumulation de graisse de votre corps.

La raison pour laquelle vous ressentez ces avantages étonnants est qu'une cure de désintoxication du foie, en particulier celles axées sur votre santé et votre fonction hépatique, supprime les aliments transformés et l'alcool de votre alimentation pendant un certain temps. Les aliments et les boissons de ces catégories sont des aliments riches en calories, en sucre et en graisses qui ne fournissent pas un niveau proportionnel de nutriments. Parmi les autres avantages, citons l'accent mis sur les aliments entiers, ce qui signifie que de nombreux aliments auxquels les gens sont sensibles sont supprimés. Par exemple, la plupart des détox vous obligent à cesser de manger des aliments et des produits laitiers riches en gluten.

Votre foie est d'une importance cruciale pour le fonctionnement de votre corps, et faire une désintoxication hépatique est un excellent moyen naturel de soutenir une fonction hépatique saine et de guérir les dommages causés à votre foie. Il n'est pas toujours possible de réparer les dommages existants, mais les détox peuvent prévenir de futurs dommages et soutenir votre santé générale entre-temps.

Les médecins disent que la désintoxication du foie n'est pas importante pour votre santé ou pour le bon fonctionnement de votre foie. Il n'y a aucune preuve qu'ils aident à se débarrasser des toxines après avoir bu trop de nourriture ou d'alcool. Il n'y a également aucune preuve qu'ils réparent les dommages au foie qui se sont déjà produits.

Quelques choses à savoir sur la sécurité des détox du foie

Si vous avez déjà une maladie du foie, vous devez travailler en étroite collaboration avec votre équipe médicale pour traiter votre foie. Parlez avec eux d'un nettoyage du foie et assurez-vous de rester sous leur supervision tout en terminant la désintoxication. Assurez-vous de choisir une cure de désintoxication qui vous convient en mettant l'accent sur la nutrition et la santé plutôt que sur la perte de poids ou les additifs chimiques. D'autres considérations incluent:

- Méfiez-vous des produits de désintoxication du foie disponibles à la vente dans un magasin. Ceux-ci peuvent contenir des ingrédients nocifs et peuvent également faire de fausses allégations concernant la sécurité et l'efficacité du produit.
- Un jus non pasteurisé peut vous rendre malade. Le risque augmente pour les personnes qui ont un système immunitaire affaibli et aussi pour les personnes âgées.
- D'autres maladies peuvent être aggravées par une cure de désintoxication du foie. Par exemple, un nettoyage de jus de désintoxication du foie de 24 heures peut irriter et aggraver une maladie rénale préexistante. Le jeûne avant ou pendant la désintoxication peut aggraver l'hépatite B. Si vous avez d'autres maladies et que vous envisagez de faire une désintoxication du foie, assurez-vous de parler avec votre médecin de tout conflit potentiel avec la désintoxication.

- Le diabète est une autre maladie qui nécessite une intervention et une surveillance médicales. Encore une fois, assurez-vous de travailler avec votre équipe médicale pour vous assurer que votre désintoxication n'interfère avec aucune autre condition médicale, comme le diabète.
- Des effets secondaires tels que déshydratation, maux de tête, étourdissements ou faiblesse peuvent survenir, surtout si vous choisissez de jeûner dans le cadre du processus.

Gardez votre foie en bonne santé

La santé de votre foie est déterminée par votre génétique et votre état de santé général. Votre environnement, votre mode de vie et votre alimentation affectent également la santé de votre foie. Il y a des choses que vous pouvez faire avant, pendant et après votre désintoxication pour aider à maintenir votre santé globale et la santé de votre foie. Certaines des recommandations suivantes sont bénéfiques, surtout si vous êtes prédisposé à une maladie du foie. Par exemple, des antécédents de maladie du foie dans votre famille ou une consommation excessive d'alcool peuvent augmenter le risque de développer la stéatose hépatique. Les directives sont les suivantes:

1. Réduisez votre consommation d'alcool.
2. Chaque jour, concentrez-vous sur une alimentation bien équilibrée. Cela comprend les protéines, les grains entiers, les graines, les noix, les légumes frais et les fruits.
3. Obtenez et maintenez un poids santé pour votre âge, votre sexe et votre taille.
4. Essayez de faire de l'exercice tous les jours de modérés à élevés. Si vous avez été inactif ou peu actif, assurez-vous

de travailler avec votre médecin avant d'adopter tout nouveau changement de style de vie.

5. L'hépatite est très dangereuse pour votre santé générale mais particulièrement nocive pour votre foie. Minimisez la probabilité de contracter l'hépatite en:

   a. Évitez les rapports sexuels non protégés avec des personnes que vous ne connaissez pas bien.

   b. Patronnez des salons de tatouage réputés et stériles pour tout tatouage que vous obtenez.

   c. Utilisez vos propres articles ménagers, brosses à dents et rasoirs.

   d. . N'utilisez pas de drogues illégales. Si vous décidez de les utiliser, ne partagez pas de pailles ou d'aiguilles avec d'autres.

Les principales raisons de terminer une désintoxication du foie pour prévenir et guérir la maladie du foie gras

1. Perdez du poids.

La bile est ce qui élimine les graisses et les toxines de votre corps et votre foie produit de la bile. Cela signifie que pour perdre du poids, vous devez produire suffisamment de bile pour la faire sortir de votre corps. Si vous avez du mal à perdre du poids, cela pourrait être la raison.

2. Retirez les calculs hépatiques.

Votre amant ne fait pas qu'accumuler de la graisse; il peut également accumuler du cholestérol. Cela crée des calculs hépatiques et qui peuvent être incroyablement douloureux et préjudiciables à votre santé.

3. Désintoxication globale du corps et soutien de la santé.

Lorsque vous faites une cure de désintoxication, vous éliminez les toxines de votre corps. Tout excès de toxines peut nuire à votre corps à plusieurs endroits. C'est pourquoi une cure de désintoxication du foie favorise votre santé dans tous les domaines.

4. Améliore les niveaux d'énergie.

5. Le foie évacue les toxines et les nutriments à travers votre corps.

Lorsqu'il ne fonctionne pas correctement en raison de l'accumulation de graisse, les nutriments peuvent ne pas entrer dans votre circulation sanguine selon vos besoins. Cela peut vous rendre lent et fatigué. Lorsque votre foie fonctionne à nouveau, il est probable que l'augmentation des nutriments atteignant votre corps augmentera également votre niveau d'énergie.

6. Rend votre apparence et vous sentir plus jeune.

Votre foie affecte la santé et l'apparence de votre peau. Lorsque votre foie est en bonne santé, votre peau paraît et se sent plus saine. Cette amélioration externe vous aide à paraître et à vous sentir plus jeune.

Chapitre 1: Qu'est-ce que le foie gras?

Simplement définie, le fois gras est une maladie du foie causée par une accumulation de graisse dans l'organe. Le corps humain n'a qu'un seul autre organe plus gros que le foie, la peau et aucun organe interne plus gros que le foie. Les nombreuses fonctions du foie comprennent l'élimination des toxines nocives, le traitement des graisses de la circulation sanguine et l'aide à la fonction de coagulation du sang.

Lorsque le foie cesse de fonctionner correctement, la graisse commence à s'accumuler. Certaines des raisons pour lesquelles le foie cesse de fonctionner correctement comprennent l'alcool, l'hépatite C, les réactions à divers médicaments et de rares problèmes métaboliques. Les conditions pendant la grossesse peuvent également entraîner une accumulation de graisse dans le foie chez les femmes. Il existe une catégorie spéciale désignée pour d'autres situations qui entraînent une accumulation de graisse dans le foie; MFGNA ou maladie du foie gras non alcoolique. Les graisses s'accumulent généralement dans le foie en raison de l'obésité, du diabète ou du pré-diabète. En raison de l'augmentation des syndromes métaboliques et de l'obésité en Amérique, de nombreux médecins pensent que c'est la raison pour laquelle la stéatose hépatique est également en augmentation.

Maladie du foie gras liée à l'alcool ou MFGA

MFGA, ou maladie du foie gras liée à l'alcool, est causée par une forte consommation d'alcool au fil du temps. Les symptômes de l' MFGA comprennent des douleurs dans le foie et le ventre ou une hypertrophie du foie. Les symptômes et les effets de la stéatose hépatique liée à l'alcool s'améliorent généralement avec le temps si la personne cesse de boire de l'alcool. Si cette personne continue de boire, l' MFGA peut entraîner une hépatite alcoolique ou une cirrhose alcoolique. La cirrhose alcoolique du foie peut finalement conduire à une insuffisance hépatique, qui peut entraîner la mort. L' MFGA peut comprendre une cirrhose alcoolique, une hépatite alcoolique aiguë et une stéatose hépatique simple. Avoir toutes ces maladies à la fois est faisable.

Lorsqu'une personne s'abstient d'alcool, le foie revient généralement à la normale. Malgré l'excellent pronostic de la stéatose alcoolique à court terme, lorsque les patients étaient suivis après le traitement, il a été constaté que ceux dont la vie avait changé en raison de l'abus d'alcool dans le passé étaient plus susceptibles de développer une cirrhose que les autres dont la fonction hépatique était normale. Les médecins utilisent l'abus d'alcool continu, le sexe et la stéatose extrême pour prédire les facteurs de risque du patient de développer une cirrhose et une fibrose. Les femmes ont un risque plus élevé que les hommes.

Lorsque le foie a été gravement endommagé pendant une période prolongée, la plupart des professionnels de la santé considèrent que l'issue de la cirrhose alcoolique est irréversible. Des études sont actuellement en cours qui indiquent que certains résultats, tels que la cirrhose et la fibrose, peuvent être inversés en fonction de la cause et du patient. Par exemple, les patients étudiés avec une cirrhose alcoolique décompensée qui ont eu une transplantation hépatique ont eu des résultats similaires à ceux d'autres patients transplantés hépatiques. Leur taux de survie à cinq ans était d'environ 70%.

Les symptômes manifestes de l'hépatite alcoolique varient en raison du large éventail de gravité de la maladie. Les vomissements, les nausées, la distension et la douleur de l'abdomen, la perte de poids et l'anorexie sont des symptômes bénins et non spécifiques. L'encéphalopathie, la fièvre, l'angiome de l'araignée, l'ascite, la jaunisse, l'insuffisance hépatique et l'hépatologie sont des symptômes plus spécifiques et plus graves. L'encéphalopathie, la fièvre, l'angiome de l'araignée, l'ascite, la jaunisse et l'hépatomégalie sont des symptômes physiques visibles.

L'hépatite alcoolique ou la stéatose hépatique ne précède pas toujours la cirrhose alcoolique établie. Il peut commencer la décompensation sans la présence de l'un ou l'autre. De plus, une hépatite alcoolique aiguë peut être diagnostiquée avec une cirrhose alcoolique. Les autres causes de cirrhose ne peuvent être différenciées des signes et symptômes de la cirrhose alcoolique. Certains des symptômes et signes des patients comprennent:

- Complications de l'hypertension portale; par exemple, encéphalopathie hépatique, ascite et saignement variqueux.
- Résultats de laboratoire inhabituels; par exemple, la coagulopathie, l'hypoalbuminémie et la thrombocytopénie.
- Prurit
- Jaunisse

Un patient qui est évalué pour des résultats de tests de fonctions hépatiques inhabituels, tels que des taux élevés d'aminotransférase, est la méthode de diagnostic la plus courante de la stéatose hépatique. Il n'y a pas de test spécifique disponible pour la stéatose hépatique. Le plus souvent, il est diagnostiqué lorsque les taux d'aminotransférase d'un patient sont plus du double des limites normales et des résultats d'une échographie. En règle générale, les résultats d'une échographie révèlent un foie hyperéchogène et peut ou non avoir une hépatomégalie.

L'IRM ou l'imagerie par résonance magnétique, et les CT ou les scans technologiques calculés sont utilisés pour diagnostiquer la cirrhose. Lors de l'examen des résultats de l'IRM, des caractéristiques uniques peuvent potentiellement être présentes avec une maladie hépatique liée à l'alcool. Par exemple, il est perceptible si le foie d'un patient a un lobe caudé plus grand, l'encoche hépatique du côté droit est plus évidente ou si les nodules régénératifs sont plus gros. Il n'est généralement pas nécessaire d'effectuer une biopsie du foie pour diagnostiquer la stéatose hépatique; cependant, il peut être demandé de déterminer la fibrose ou la stéatohépatite n'est pas présente.

La nécrose et l'inflammation du foie sont les symptômes les plus courants et les plus reconnaissables de l'hépatite alcoolique. Ces caractéristiques sont les plus visibles dans la région centrolobulaire de l'acinus hépatique. L'hypertension portale réversible et la compression sinusoïdale se produisent lorsque les hépatocytes sont généralement distendus. Les cellules inflammatoires imprègnent les cellules mononucléées et les cellules polymorphonucléaires. Ces cellules inflammatoires sont typiquement situées près des hépatocytes nécrotiques et dans les sinusoïdes. Des corps de Mallory et des infiltrations graisseuses sont également souvent présents chez les patients atteints d'hépatite alcoolique. Les corps de Mallory sont des agrégations du périnucléaire intracellulaire, qui est une coloration à l'hématoxyline-éosine par des filaments intermédiaires éosinophiles. Ces résultats sont des indicateurs supplémentaires d'hépatite alcoolique, mais ne sont pas nécessaires pour diagnostiquer la maladie ni ne sont spécifiques à la maladie.

Pour les patients qui abusent beaucoup d'alcool, les professionnels de la santé recherchent les signes traditionnels associés au stade final de la maladie du foie pour diagnostiquer la cirrhose alcoolique. Il est probable que ces patients ne partageront pas avec précision leur consommation d'alcool, ce qui rend les conversations avec les amis et la famille importantes pour estimer la quantité d'alcool généralement consommée par le patient.

Des complications de l'hypertension portale, comme l'encéphalopathie hépatique, les saignements variqueux et l'ascite, peuvent être présentes chez les patients atteints de cirrhose alcoolique. Il n'y a pas de résultats clairs en pathologie qui distinguent la maladie hépatique avancée causée par l'alcool ou de plusieurs autres causes. Cela est particulièrement vrai lorsque le patient est au stade final de la cirrhose alcoolique mais n'a pas d'hépatite alcoolique aiguë.

La combinaison de la perspicacité clinique, des valeurs de laboratoire et des résultats physiques est une méthode précise pour diagnostiquer cliniquement la maladie alcoolique du foie. Une biopsie du foie n'est pas toujours nécessaire, mais elle peut être acceptable dans certains cas. En règle générale, lorsqu'il n'est pas certain qu'il s'agit du diagnostic correct, un professionnel de la santé exigera une biopsie. Il est probable que plus de 30% des patients soient cliniquement suspectés d'hépatite alcoolique à tort. La réalisation d'une biopsie peut confirmer le diagnostic. En outre, une biopsie peut aider à prendre des décisions sur la thérapie hépatique, offrir un pronostic, déterminer l'ampleur des dommages présents et également exclure d'autres causes de maladie hépatique imprévues.

Maladie du foie gras non alcoolique ou MFGNA

La stéatose hépatique non alcoolique a plusieurs formes différentes et sert de terme général pour une gamme d'affections hépatiques. Une simple stéatose hépatique indique que le foie a des niveaux élevés de graisse stockée, mais peut ne pas entraîner de dommages à ce foie ou d'inflammation. La stéatose hépatique simple ne s'aggrave généralement pas et ne cause aucun problème de santé majeur lié au foie et est le type le plus courant chez les personnes atteintes de MFGNA.

La stéatohépatite non alcoolique, ou communément appelée SNA, est un type supplémentaire. SNA signifie que le foie aura une inflammation et des dommages possibles aux cellules hépatiques. L'inflammation et les dommages cellulaires peuvent entraîner de graves problèmes de santé tels que le cancer du foie, la cirrhose et la cicatrisation du foie et une insuffisance hépatique. La SNA est un type de MFGNA beaucoup moins courant, mais une forte consommation d'alcool provoque des dommages comparables à ceux de la SNA.

La présence courante de stéatose hépatique non alcoolique est courante dans les pays occidentaux, mais elle est répandue dans le monde entier. En fait, la stéatose hépatique non alcoolique est la maladie hépatique chronique la plus courante aux États-Unis aujourd'hui. Elle affecte principalement les personnes dans la quarantaine et la cinquantaine qui souffrent de diabète de type 2 ou qui présentent un risque plus élevé de maladie cardiaque. Le syndrome métabolique, y compris l'augmentation de la graisse abdominale, l'hypertension artérielle et les triglycérides, et la capacité du corps à utiliser l'insuline, sont étroitement liés à la stéatose hépatique non alcoolique.

Une stéatose hépatique non alcoolique peut être asymptomatique au début ou pour toujours. Lorsque les symptômes de la maladie sont présents, ils peuvent comprendre une hypertrophie du foie, une sensation extrême de fatigue ou d'inconfort dans le côté droit de la région abdominale près du foie.

Les signes de stéatohépatite et de cirrhose non alcooliques comprennent de gros vaisseaux sanguins sous la peau et un gonflement de la rate ou de l'abdomen, de la peau et des yeux qui commencent à virer au jaune, une rougeur des paumes et une croissance des seins chez les hommes. Avec ces symptômes présents, il est crucial de prendre rendez-vous avec un médecin.

Les experts ne savent pas pourquoi certains patients développent une accumulation de graisse dans le foie et d'autres ne développent pas cette maladie. En outre, les experts ne savent pas pourquoi certains cas impliquent une inflammation, qui conduit éventuellement à une cirrhose, et d'autres non. Les liens communs suivants entre la stéatohépatite non alcoolique et la stéatose hépatique non alcoolique sont:

1. Patients obèses ou en surpoids
2. Patients présentant une résistance à l'insuline. La résistance à l'insuline signifie que vos cellules n'absorbent pas le sucre en raison de sa réponse à l'hormone appelée insuline.
3. Patients souffrant d'hyperglycémie ou d'hyperglycémie. Les patients présentant ce symptôme sont diabétiques de type 2 ou pré-diabétiques.

4. Le sang du patient a des taux élevés de triglycérides ou des taux élevés de graisse.

Une combinaison de ces différents problèmes qu'un patient pourrait présenter peut entraîner une accumulation de graisse dans le foie. Parfois, certains patients développent une fibrose, ou les tissus cicatriciels de leur foie s'accumulent parce que leur foie devient enflammé et qu'une stéatohépatite non alcoolique se produit. Cela se produit lorsque le corps du patient réagit à l'augmentation des niveaux de graisse en tant que toxine.

Facteurs de risque

Il existe de nombreuses conditions et maladies qui peuvent augmenter votre risque de développer la stéatose hépatique non alcoolique. Certains de ces facteurs de risque comprennent:

- Hypothyroïdie ou thyroïde sous-active
- Hypopituitarisme ou hypophyse sous-active
- Diabète de type 2
- Troubles du sommeil tels que l'apnée du sommeil
- Syndrome des ovaires polykystiques
- Concentrations de graisse abdominale chez les patients obèses
- Syndrome métabolique
- Graisse sanguine élevée, en particulier les triglycérides
- Taux de cholestérol élevé

Les personnes les plus à risque de développer une stéatohépatite non alcoolique comprennent:

- Les personnes âgées
- Patients atteints de diabète, y compris de type 1 et de type

- La concentration de graisse abdominale chez un patient de tout poids, cependant, est plus probable chez les patients en surpoids et obèses.

Des tests supplémentaires sont nécessaires pour faire la différence entre la stéatohépatite non alcoolique et la stéatose hépatique non alcoolique. Les tests les plus souvent utilisés nécessitent l'aspartate transaminase et l'alanine transaminase élevée. De plus, de nombreux experts utilisent des études d'imagerie pour aider à diagnostiquer un patient atteint de stéatose hépatique non alcoolique. L'échographie et la tomographie sont deux des types d'imagerie les plus fréquemment utilisés pour diagnostiquer la stéatose hépatique non alcoolique, cependant, aucune des procédures ne permet de distinguer la stéatose et la stéatohépatite.

Les experts sont en controverse sur l'utilisation d'une biopsie du foie pour diagnostiquer la stéatose hépatique non alcoolique. Les professionnels de la santé qui soutiennent qu'une biopsie hépatique n'est pas nécessaire invoquent les raisons suivantes:

1. Risques associés à une biopsie.
2. Peu de thérapies conventionnelles disponibles et efficaces.
3. La maladie est généralement bénigne.

Il existe peu de risques associés à la réalisation d'une biopsie hépatique, mais jusqu'à 30% des patients rapportent une douleur transitoire, près de 3% des patients rapportent une douleur intense. Moins de 3% des patients qui subissent une biopsie hépatique présentent des complications importantes. Malgré la controverse sur la réalisation d'une biopsie de routine, il est généralement recommandé aux patients atteints d'une maladie hépatique avancée de subir une biopsie.

En outre, les patients qui modifient considérablement leur mode de vie mais dont les enzymes hépatiques sont toujours constamment élevées doivent être envisagés pour une biopsie hépatique. Le patient doit être inclus dans la décision de procéder à une biopsie hépatique et il est recommandé par l'American Gastroenterological Association de fonder la décision de procéder à une biopsie sur chaque cas individuel et que le moment choisi soit approprié pour les soins du patient.

Cancer du foie

La cirrhose est la principale complication de la stéatohépatite non alcoolique et de la stéatose hépatique non alcoolique. La cirrhose est une fibrose ou une cicatrisation à un stade avancé, dans le foie. Les lésions hépatiques, comme l'inflammation de la stéatohépatite non alcoolique, provoquent une réaction du foie sous forme de cirrhose. La fibrose ou le tissu cicatriciel est développé par le foie pour combattre et réduire l'inflammation qu'il subit. À mesure que l'inflammation persiste, les tissus cicatriciels continuent de s'accumuler dans le foie. Une cirrhose non traitée peut se développer:

- Insuffisance hépatique au stade final. Cela signifie que le foie cesse toute fonction.
- Cancer du foie.
- L'encéphalopathie hépatique ou l'élocution devient trouble et le patient devient somnolent et confus.
- Les varices œsophagiennes ou les veines de l'œsophage gonflent. Cela peut entraîner une rupture des veines et des saignements internes.
- Ascite ou accumulation de liquide abdominal.

Les patients diagnostiqués avec une stéatohépatite non alcoolique ont 20% de chances d'évolution vers une cirrhose.

Aux États-Unis, l'une des principales causes de carcinome hépatocellulaire est la MFGNA ou la stéatose hépatique non alcoolique. Entre 2004 et 2009, le carcinome hépatocellulaire chez les patients atteints de stéatose hépatique a augmenté de 5% chaque année. De plus, les patients atteints de stéatose hépatique ont des temps de survie plus courts que ceux qui n'en souffrent pas et lorsqu'ils sont diagnostiqués, la tumeur est souvent plus avancée que ceux qui développent ce cancer sans stéatose hépatique. En raison des complications avancées de la stéatose hépatique, la transplantation hépatique du carcinome hépatocellulaire est moins fréquente.

Dans une étude menée sur une période de cinq ans, les patients atteints d'un cancer du foie et d'une stéatose hépatique étaient souvent diagnostiqués à un âge plus avancé, étaient typiquement caucasiens et avaient des tumeurs avancées. Leur taux de survie pour le cancer du foie lié à la stéatose hépatique était également inférieur de quatre mois à celui des personnes sans stéatose hépatique. L'étude menée sur ces patients est extrêmement importante en raison du nombre important de participants.

La cirrhose est une indication de cancer du foie, mais pas toujours, surtout si le patient a la stéatose hépatique. C'est ce qui rend la détection si difficile et pourquoi les taux de mortalité sont faibles. Un patient atteint de stéatose hépatique et obèse sera généralement surveillé plus fréquemment que les patients de poids normal atteints de stéatose hépatique, principalement parce que la combinaison des deux maladies peut présenter un risque plus élevé.

Chapitre 2: Fonctionnement du foie et types de maladies hépatiques

Seules les vertèbres ont un foie. Peu importe la vertèbre qui a un foie, son rôle est similaire. Des métabolites spécifiques sont désintoxiqués du corps, des protéines sont synthétisées et la digestion est facilitée par la production de substances biochimiques. Chez l'homme, il est également responsable de la régulation du stockage du glycogène, de la décomposition des globules rouges et de la production de diverses hormones.

Le foie est situé au-dessus des intestins, du rein droit et de l'estomac et sous le diaphragme. Il occupe la bonne section de la cavité de votre abdomen. Cet organe rouge brun foncé remplit plusieurs fonctions. Le sang entre dans le foie par deux voies principales: la veine porte hépatique délivre du sang riche en nutriments et l'artère hépatique délivre du sang rempli d'oxygène.

Les doubles lobes du foie ont chacun leurs huit sections. Dans chaque section, il y a environ mille lobules. Le canal hépatique commun est composé de grands canaux qui se séparent en canaux plus petits avec des lobules connectés aux extrémités. La fonction du canal hépatique commun est de déplacer la bile des cellules hépatiques vers la partie initiale de l'intestin grêle appelée duodénum et la vésicule biliaire. Les hépatocytes sont principalement contenus dans les tissus du foie. Ceux-ci régulent un grand nombre de réactions biochimiques à haut volume. Ces réactions comprennent des molécules complexes et petites synthétisées et décomposées. Nombre de ces réactions sont primordiales pour les fonctions vitales du corps.

Le foie expulse la bile qu'il produit, mais le foie surveille également le sang et ajuste le contenu chimique au besoin. La bile est essentielle pour décomposer les graisses afin que le corps puisse absorber et digérer les nutriments nécessaires. Le foie surveille tout le sang qui passe par les intestins et l'estomac. Lorsque le sang pénètre dans le foie, le foie détermine tout déséquilibre et l'ajuste au besoin et transmet les nutriments nécessaires à une fonction corporelle saine.

De nombreux médicaments sont conçus pour être décomposés et dispersés dans le foie. Le foie est efficace pour administrer le médicament dans le sang de la manière la plus facile pour le corps de le traiter. Le foie assure certaines des fonctions les plus vitales du corps. La liste suivante contient une courte liste des fonctions les plus reconnaissables du foie:

1. Maintient et disperse le glucose lorsque le corps en a besoin.
2. Fournit de la graisse au corps en produisant des protéines et du cholestérol uniques.
3. Développe des protéines spécifiques nécessaires au plasma sanguin.
4. Aide le processus digestif commençant dans l'intestin grêle en brisant les graisses et en éliminant les déchets dus à la production de bile.
5. Tient le fer pour aider à traiter l'hémoglobine.
6. L'urée-ammoniac, nocive pour votre corps, est convertie en déchets. L'urine élimine le produit final du métabolisme des protéines, l'urée.
7. Nettoie le sang des toxines nocives comme les médicaments.
8. S'assure que toute coagulation sanguine est régulée.

9. Élimine les bactéries sanguines et développe des facteurs immunitaires pour aider le corps à résister à diverses infections.
10. Aide le corps à éliminer les réserves de bilirubine. Si le corps tient trop de bilirubine, les yeux et la peau prennent une teinte jaunâtre.

La circulation sanguine ou la bile transporte les toxines nocives hors de votre corps une fois que le foie les a dégradées. Les matières fécales quittent le corps de l'intestin, qui est rempli des sous-produits de la bile produits par le foie. Si un sous-produit de la bile est d'abord filtré par les reins, il quitte le corps sous forme d'urine.

Le foie est une glande qui aide à la digestion car il crée cette bile. La bile créée est ce que le corps utilise pour décomposer les graisses et est un composé alcalin. Lorsque la graisse est décomposée, les lipides restent. La bile émulsifie les lipides, ce qui facilite la digestion. Pendant de nombreuses années, la fonction de l'organe directement sous le foie, la vésicule biliaire, avait une fonction nécessaire inconnue. Cependant, des recherches continues montrent que la vésicule biliaire aide le foie en stockant la bile. Personne ne sait à ce jour combien de fonctions le foie assume au cours d'une vie humaine, mais certains textes estiment qu'il a environ 500 rôles différents.

Si le foie cesse de fonctionner correctement, il existe quelques options de traitement. À long terme, on ne sait pas comment compenser au mieux la perte de fonction du foie. La dialyse hépatique à court terme semble être bénéfique, mais ce n'est pas une solution à long terme. Il n'y a pas de foies artificiels qui ont été développés pour remplacer ou soutenir un foie défaillant. La seule solution à long terme envisageable à l'heure actuelle pour un foie défaillant est une transplantation hépatique.

Quels sont les différents types de maladies du foie?

La cause du problème spécifique est ce qui est utilisé pour classer les différents types de maladies du foie. L'hépatite, ou inflammation du foie, entraîne la plupart des diverses maladies du foie. L'hépatite varie de mortelle et chronique à non grave et aiguë. D'autres fois, le problème est une partie associée qui affecte la fonction du foie, par exemple, le canal biliaire. Cela signifie que la maladie ou le problème ne réside pas dans le foie lui-même, mais peut empêcher le foie de fonctionner correctement.

Infections virales

Les infections virales sont l'un des développements les plus typiques de la maladie du foie. Ces infections enflamment le foie et sont principalement dues à l'hépatite. Les infections virales sont classées en A, B, C, D ou E en fonction des différentes souches. L'hépatite B est une infection virale transmise par le sang ou par contact sexuel. L'hépatite A est transmise par les aliments.

Infections parasitaires du foie

Au fil du temps, le foie peut également être endommagé par des parasites qui infectent le foie. Les douves du foie ou les douves du sang, différents types de vers plats ou de trématodes, sont les infections hépatiques parasitaires les plus courantes. Les escargots, les bovins et les moutons sont les vecteurs les plus courants de ces vers. Les humains contractent ces vers lorsqu'ils ingèrent de la nourriture ou de l'eau contenant des œufs ou des vers immatures.

Maladie alcoolique du foie

Boire de l'alcool pendant de longues périodes est une autre cause de maladie du foie. Une consommation excessive d'alcool entraîne des dommages et une inflammation du foie. Un patient atteint de cette maladie a généralement abusé de l'alcool pendant un certain temps et conduit à une insuffisance hépatique. Parfois, cette maladie peut être attrapée à ses débuts et peut être ralentie lorsque la consommation d'alcool est arrêtée. L'hépatite due à l'alcool est une hépatite toxique.

L'alcool n'est pas la seule cause d'hépatite toxique. Plusieurs autres produits chimiques peuvent endommager et enflammer le foie. Certains de ces produits chimiques comprennent les médicaments en vente libre et sur ordonnance, les suppléments à base de plantes et nutritionnelles et les produits chimiques industriels comme les herbicides et les produits de nettoyage.

Répercussions auto-immunes

Lorsque votre garçon commence à s'attaquer, on parle d'hépatite auto-immune ou de maladie auto-immune du foie. Parfois, on ne sait pas pourquoi le système immunitaire attaque le foie et le corps, tandis que d'autres fois, il peut être retracé à une source. Par exemple, certains gènes peuvent provoquer ce problème. Après une attaque prolongée du système immunitaire, le foie devient finalement enflammé et endommagé. La cholangite sclérosante primitive et la cirrhose biliaire primitive sont des exemples de maladies auto-immunes qui peuvent provoquer cette forme de maladie hépatique.

Les troubles génétiques

Les gènes et les troubles génétiques sont souvent héréditaires et conduisent à diverses formes de maladie du foie. Les familles ont souvent des problèmes de génération avec leur fonction hépatique. Certaines de ces maladies génétiques du foie comprennent la maladie de Wilson, l'hyperoxalurie et l'hémochromatose. Différentes substances s'accumulent dans le foie lorsqu'un patient souffre de l'un de ces types de maladies. Le cuivre s'accumule dans le foie chez les patients atteints de la maladie de Wilson, par exemple.

Croissances, tumeurs et cancer

Le foie peut également avoir une variété de tumeurs et de tumeurs ainsi que le cancer. Les excroissances peuvent être à la fois non cancéreuses et bénignes ou peuvent être cancéreuses ou malignes. Les hépatocytes, les cellules du foie, provoquent un cancer du foie appelé cancer hépatocellulaire. Une tumeur bénigne est parfois un adénome hépatique. Une autre tumeur bénigne est un abcès du foie. Un abcès hépatique provoque la formation de pus dans les tissus du foie. Le cancer des voies biliaires peut empêcher le foie de fonctionner correctement, mais il peut également se propager au foie.

Cirrhose

Lorsque le foie est cicatrisé et que le tissu est détruit, on parle de cirrhose. C'est la dernière étape de la maladie du foie. Les longues périodes de maladie du foie ou d'hépatite alcoolique sont deux des raisons les plus courantes de survenue d'une cirrhose. Lorsque cela se produit, il ne peut pas être inversé. La cirrhose mènera finalement à la mort.

Affections hépatiques pédiatriques

Chez les nourrissons et les enfants, le foie peut présenter des symptômes, mais généralement seulement s'il est gravement endommagé. En effet, le foie peut se régénérer et sa capacité de réserve est importante, en particulier chez les enfants. Certaines des maladies hépatiques courantes chez les enfants comprennent les tumeurs bénignes, l'hémangiome hépatique, l'histiocytose à cellules de Langerhans, le syndrome d'Alagille, la cholestase intrahépatique familiale progressive, l'atrésie biliaire et le déficit en alpha-1 antitrypsine. Les tumeurs bénignes sont considérées comme congénitales et constituent la forme prédominante de tumeurs hépatiques chez les enfants.

Une maladie polykystique du foie est un autre trouble qui commence à la gestation et se développe tout au long de la vie du patient. C'est une maladie génétique, c'est-à-dire qu'elle appartient à la lignée familiale. Ce trouble provoque l'apparition de plusieurs kystes dans les tissus du foie. Ces kystes apparaissent généralement plus tard dans la vie. Ils sont également généralement asymptomatiques. Toutes ces maladies, y compris celles énumérées ci-dessus, peuvent entraîner un dérangement du processus hépatique.

Signaux de problèmes hépatiques

Le degré et les symptômes d'une maladie du foie varient d'une personne à l'autre et d'une maladie à l'autre. Malgré cela, l'action qui en résulte sur le foie produit des signes communs même s'il n'y a pas d'autres symptômes. Cela est particulièrement vrai lorsque la maladie est à un stade précoce.

Jaunisse ou yeux et peau jaunis

La décoloration des yeux et de la peau est l'un des signes les plus courants d'un problème avec le foie. Un patient souffrant d'une maladie du foie aura souvent une teinte jaune dans le blanc de ses yeux et sur toute sa peau. Le jaunissement de la peau et la décoloration des yeux sont appelés jaunisse. Lorsque le sang se dégrade, les globules rouges créent de la bilirubine que le corps a besoin d'excréter. Ceci est généralement éliminé par la bile. Lorsque le foie ne fonctionne pas correctement, il ne l'excrète pas, provoquant ainsi la décoloration, car la bilirubine commence à se former dans tout le corps. En plus de la couleur jaune, la peau peut devenir irritante.

Urine foncée et / ou tabouret pâle

De plus, le jaunissement de la peau et des yeux, des selles et de l'urine peut se décolorer. La bile quitte le corps généralement par les selles et une partie par l'urine, c'est ainsi que la bilirubine est normalement excrétée. La bilirubine et la bile expliquent pourquoi les selles sont de couleur brune. Lorsque le foie ne fonctionne pas et que la bilirubine s'accumule dans le corps, elle n'est pas excrétée par les selles ou l'urine. Lorsque cela se produit, la couleur des selles devient plus pâle. Les reins commencent à compenser l'excès de bilirubine et essaient de l'évacuer davantage par l'urine. Cela rend la couleur de l'urine plus foncée.

Douleur dans le foie

L'intensité et la nature de la douleur dans le foie peuvent varier et ne surviennent pas dans toutes les maladies du foie. La douleur dans le foie est située sous la cage thoracique droite, en haut à droite de l'abdomen. Le foie de la plupart des gens se trouve à cet endroit de leur corps. Une petite partie du foie s'étend sur le milieu du corps dans la partie supérieure gauche de l'abdomen, il est donc possible de ressentir également de la douleur ici, mais c'est rare.

Facile à meurtrir

Un autre signe que quelque chose ne va pas avec le foie est la possibilité de se faire facilement des bleus. Ce symptôme peut être lié à une variété de problèmes, il n'est donc pas isolé directement avec une maladie du foie; cependant, cela peut indiquer que quelque chose ne va pas avec le foie. Cela est particulièrement probable si des ecchymoses faciles se produisent à côté de l'un des autres symptômes énumérés ci-dessus. La coagulation sanguine est contrôlée en partie par le foie lorsqu'il fonctionne correctement. Si ce n'est pas le cas, le foie pourrait être incapable de créer suffisamment de protéines pour coaguler le sang et éviter les ecchymoses. C'est pourquoi les ecchymoses peuvent survenir facilement, même si la blessure était la seule mineure.

Signaux supplémentaires à surveiller:

- épuisement ou fatigue extrême.
- Gonflement de l'abdomen avec excès de liquide ou ascite.
- Gonflement supplémentaire avec un excès de liquide pas dans l'abdomen.
- Pas ou peu d'appétit.
- Épisodes de vomissements ou de nausées.

Diagnostic de maladie du foie

Les tests sont généralement effectués sur un patient en cas de suspicion d'une maladie du foie. Ces tests comprennent généralement des tests sanguins. Ces tests recherchent des marqueurs spécifiques. Par exemple, une inflammation ou une blessure apparaît dans la réponse du foie par la production de réactifs en phase aiguë.

Chapitre 3: Qu'est-ce qu'une cure de désintoxication du foie?

Avant de vous lancer dans une cure de désintoxication du foie, il est important que vous soyez conscient de la variété des formes qu'une cure de désintoxication peut prendre et des précautions associées. Les bouffées de chaleur du foie nettoient ou détox, des termes généralement utilisés de manière interchangeable, sont une méthode pour aider votre foie à éliminer les toxines. Certains programmes prétendent même qu'il peut purger les calculs biliaires!

Avant de commencer un programme de désintoxication du foie, assurez-vous de passer en revue les symptômes qui pourraient survenir, les signes dont vous devez être conscient et qui pourraient indiquer une réaction indésirable et ce qui pourrait conduire à des situations potentiellement dangereuses.

Vous pouvez choisir parmi de nombreuses détox ou bouffées de chaleur et cette variété ouvre la porte à certains plans pour être étiquetés comme sûrs et efficaces alors qu'en réalité, ils sont nocifs et inefficaces. Soyez conscient des choix disponibles et utilisez votre meilleur jugement avant de commencer tout nouveau régime alimentaire ou mode de vie.

The Most Common Liver Detoxes

1. Master Cleanse, AKA le régime de limonade

Un régime axé sur la famine mineure, les participants ne boivent qu'une boisson spéciale au citron pendant dix jours tout en complétant avec des laxatifs et de l'eau salée pour aider à la défécation. Les régimes de famine sont populaires pour diverses raisons, mais malheureusement, ils font des choses pires que bien pour votre corps. Ils ralentissent votre métabolisme et peuvent causer d'autres problèmes de santé tels que la déshydratation et la perturbation des micro-organismes. L'utilisation de laxatifs peut réduire les électrolytes et interférer avec les selles. Les laxatifs peuvent également interrompre l'activité normale des micro-organismes, perturbant les fonctions digestives. Un autre effet secondaire potentiellement mortel de ce régime, en particulier lorsqu'il est utilisé à plusieurs reprises, est une élévation de l'acidité dans le sang, appelée acidose métabolique. Ce régime peut perturber l'équilibre des alcalins et des acides dans le corps, entraînant de graves complications pour la santé. Une autre complication est la production de calculs biliaires. Enfin, la surutilisation de laxatifs peut créer des dommages au tractus gastro-intestinal et développer une dépendance aux laxatifs pour leur élimination.

2. Irrigation du côlon, AKA Colonic

Comme un lavement, ce rinçage consiste à faire circuler de l'eau dans un tube inséré dans le rectum pour rincer le côlon. Le but est d'aider à éliminer l'accumulation de toxines dans le côlon. Les problèmes avec ce type de rinçage sont les effets secondaires inconfortables. Par exemple, des vomissements, des nausées, des ballonnements et des crampes sont tous signalés, même lorsqu'un professionnel expérimenté effectue la procédure. La déshydratation est un autre effet secondaire courant. Les problèmes de santé plus graves comprennent des infections intestinales perforées, du côlon ou de l'intestin et des niveaux d'électrolytes dangereusement modifiés.

3. Vésicule biliaire ou rinçage du foie

Randolph Stone est crédité de cette désintoxication. Stone a demandé à ses participants de manger principalement des pommes et de boire du jus de pomme. Ils ne devaient manger que des fruits et légumes et boire des tisanes et de l'huile d'olive. De plus, ils étaient censés injecter un laxatif, généralement de l'eau avec du sel d'Epsom. Cette forme de désintoxication est dangereuse car c'est une forme de jeûne et utilise également des laxatifs. Les deux pratiques peuvent être très dangereuses pour votre santé. De plus, cibler le foie de cette manière peut potentiellement libérer un calcul biliaire de la vésicule biliaire. Pour les personnes qui ont des calculs biliaires, beaucoup les ignorent jusqu'à ce qu'ils se logent dans le canal de la vésicule biliaire. Lorsque cela se produit, c'est très douloureux et une intervention chirurgicale d'urgence est nécessaire.

4. Mangez des aliments pour nettoyer le foie, AKA le régime de désintoxication

Certains aliments sont chargés de toxines supplémentaires qui peuvent «enliser» le foie. Par exemple, des aliments comme le sucre, les produits chimiques, les graisses et l'alcool peuvent tous alourdir le foie. Sur ce régime, ces types d'aliments doivent être évités. Au lieu de cela, les participants se concentrent sur les aliments qui soutiennent le foie, comme les pommes, les noix, l'artichaut, le pissenlit, le pamplemousse et le citron. Il s'agit d'une approche sûre de la désintoxication, en particulier lorsqu'elle est associée à un apport approprié de calories, de glucides et de protéines.

5. Suppléments à base de plantes pour la désintoxication

De nombreux nutraceutiques sont disponibles pour aider à la désintoxication du foie. Par exemple, le curcuma, la vitamine C, la

N-acétyl-cystéine, l'acide alpha R-lipoïque et le chardon-Marie ont tous été montrés pour soutenir le foie. Au niveau cellulaire, les différents suppléments aident à la désintoxication. De plus, ils peuvent protéger contre les dommages. Il est possible d'avoir une sensibilité ou une allergie aux différents suppléments à base de plantes. Avant de prendre quelque chose de nouveau, assurez-vous de lire et de respecter les instructions. Soyez également conscient de toute réaction ou effet indésirable qu'il peut provoquer.

Symptômes de désintoxication courants

En plus des symptômes décrits ci-dessus, les symptômes suivants sont courants lors d'une cure de désintoxication hépatique:

- Grippe ou rhume
- Congestion dans la cavité sinusale
- Difficulté à dormir
- Corps douloureux
- Fèces malodorantes
- Diarrhée
- Toux
- Brouillard mental ou confusion
- Irritable
- Anxieux
- Sorts étourdis
- Acné
- Réactions cutanées
- Odeur corporelle intense ou différente
- épuisement ou fatigue extrême

La plupart du temps, ces symptômes indiquent que votre corps élimine les toxines des cellules graisseuses dans la circulation sanguine. Si les symptômes ne sont pas sévères, ils disparaîtront normalement une fois que le corps aura éliminé toutes les toxines.

Il est typique pour certaines personnes de réagir différemment au nettoyage que d'autres personnes. Avant de commencer une cure de désintoxication du foie, assurez-vous de consulter votre professionnel de la santé. Recherchez le soutien et les conseils d'un médecin, en particulier si vous souffrez d'une ou plusieurs des affections suivantes:

- Maladie chronique du foie ou des reins.
- Problèmes avec le côlon, y compris le cancer du côlon, la maladie de Crohn, la diverticulite ou le syndrome du côlon irritable.
- Aînés ou enfants.
- Femmes qui allaitent ou enceintes.
- Maladie cardiaque.
- Hypoglycémie.
- Diabète.

La meilleure solution de désintoxication pour vous

La désintoxication, le rinçage ou le nettoyage le plus bénéfique que vous puissiez faire pour soutenir et guérir votre foie est de manger les meilleurs aliments et de préparer les meilleures boissons pour aider et soulager votre foie. Cela signifie se concentrer sur les aliments nutritifs, y compris des quantités adéquates d'eau. Il est important d'éviter les régimes à jeûne ou de famine, y compris l'utilisation de laxatifs. Ceux-ci ne sont pas bénéfiques pour votre corps, y compris votre foie. Si vous choisissez d'inclure un supplément à base de plantes, assurez-vous de choisir une marque et une source réputées pour aider à protéger et à soutenir votre foie.

Il n'est pas simple de désintoxiquer le foie, et parfois ce n'est pas un processus agréable. Mais le résultat peut être crucial pour votre longévité et votre santé globale. Malgré les nombreuses options disponibles pour une désintoxication du foie, certaines ne sont pas aussi sûres que d'autres. Avant de vous consacrer à un régime strict, assurez-vous d'examiner attentivement le plan et de garder un œil sur les effets secondaires négatifs que vous ressentez. Ceci est particulièrement important si vous souffrez d'une maladie chronique. Si vous souffrez de quelque chose comme ça, assurez-vous de travailler également en étroite collaboration avec vos fournisseurs de soins de santé afin de pouvoir participer à une méthode douce et saine qui est la meilleure et la plus efficace pour vous.

Chapitre 4: Les avantages d'une désintoxication du foie

Il est courant de ne pas tenir compte des désintoxications du foie, mais cette pratique présente plusieurs avantages. Il stimule une alimentation saine et vous aide également à perdre du poids indésirable ou inutile. Voici quelques-uns des avantages les plus courants d'une désintoxication du foie:

1. Perdez du poids indésirable et inutile.

La graisse est décomposée dans le système digestif par la bile, qui est produite dans le foie. Si la perte de poids est votre objectif, commencer par une cure de désintoxication du foie pourrait être un bon point de départ car ce processus favorise la production de bile.

2. Soutenez le système immunitaire.

Pour avoir un système immunitaire fort, votre foie doit être en bonne santé. C'est parce que l'un des nombreux rôles du foie est de réduire les toxines dans votre corps. Une cure de désintoxication du foie peut renforcer votre système immunitaire.

3. Le risque de calculs hépatiques est minimisé.

Des niveaux excessifs de cholestérol dans l'alimentation peuvent entraîner le développement de calculs hépatiques. La bile durcit lorsqu'il y a un excès de cholestérol et cette bile durcie se transforme en petits calculs. Ces petits calculs peuvent alors restreindre la fonction de la vésicule biliaire et du foie. Dans certains cas, vous pouvez avoir jusqu'à 300 calculs hépatiques qui empêchent la fonction de votre foie! Lors d'une cure de désintoxication hépatique, il est possible et susceptible d'éliminer 100 à 300 calculs hépatiques de votre corps.

4. Une cure de désintoxication du corps entier est prise en charge.

Les toxines existent toujours à un certain niveau dans votre foie en raison de son rôle dans le fonctionnement de l'organisme. Il est conçu pour éliminer les toxines en les convertissant en un sous-produit inoffensif pour votre corps. Un niveau sain de toxines est normal et ne crée généralement pas de problème dans votre corps. Les problèmes commencent à se produire lorsque les toxines s'accumulent. Pour vous assurer que votre foie fonctionne comme il se doit, vous devez détoxifier votre foie.

5. L'énergie est augmentée.

Une fois que le foie décompose les toxines en un sous-produit inoffensif, certains des sous-produits sont utilisés dans le corps comme nutriment. Cependant, si le foie est bloqué par des problèmes tels que des calculs hépatiques ou une accumulation de toxines, ces nutriments clés ne parviennent jamais à votre sang. Lorsque votre sang ne reçoit pas les nutriments dont il a besoin, vous pouvez ressentir de la fatigue. Pour aider à augmenter votre énergie, détoxifiez votre foie. En plus de ressentir le regain d'énergie, vous saurez également que votre corps reçoit les nutriments qui lui manquaient auparavant.

6. La vitalité s'améliore.

Pour retrouver vos compétences idéales, une cure de désintoxication hépatique est nécessaire. Votre peau paraîtra plus saine et plus lumineuse lorsque vous réduirez les toxines qui se sont accumulées dans votre foie. Votre corps répondra mieux à l'exercice lorsque vous soutiendrez la production de bile.

Certains patients et participants se sentent et semblent avoir cinq ans de moins lorsqu'ils terminent une cure de désintoxication hépatique!

Chapitre 5: Comment désintoxiquer votre foie grâce à un régime

L'accessibilité de la restauration rapide, souvent malsaine et rapide, rend difficile tout changement de régime ou de mode de vie. Afin d'apporter des changements à votre alimentation, vous devez vous retenir et vous tenir responsable. Si vous pouvez faire cela, vous pouvez profiter d'avantages qui changent votre vie dans de nombreux domaines de votre santé globale. Pour désintoxiquer votre foie grâce à un régime, tenez compte des conseils suivants:

Astuce 1: Éliminez ou minimisez les aliments toxiques pour votre corps

Certains aliments nuisent à la santé de votre foie, comme les aliments transformés, lorsque votre alimentation comprend souvent plusieurs de ces aliments. Les aliments transformés contiennent des ingrédients comme le sucre raffiné et les huiles hydrogénées. Les aliments comme les viandes transformées et les plats cuisinés sont connus pour leur toxicité et leurs effets nocifs sur votre corps. Les huiles hydrogénées, ou graisses trans, contiennent des niveaux accrus de graisses saturées. La structure chimique de l'huile a été conçue pour améliorer la durée de vie du produit auquel elle est ajoutée. Une alimentation riche en graisses trans augmente le risque de maladie cardiaque de plus de 25%. De plus, il est théorisé que les gras trans entraînent une inflammation dans le corps car ils interfèrent avec votre système immunitaire.

D'autres problèmes de santé graves sont liés à des aliments comme les viandes de midi, les fast-foods et les plats préparés, qui contiennent généralement des nitrites et des nitrates ajoutés. Le but de ces additifs est de conserver la couleur des aliments, d'interdire la croissance des bactéries et d'augmenter la durée de conservation du produit. Au lieu de consommer ces types d'aliments, vous devez les remplacer par des options plus saines qui soutiennent votre fonction hépatique. Il faut parfois un peu de créativité pour créer des options plus saines pour imiter et remplacer ces aliments malsains, mais vous pouvez développer des repas que vous et votre famille trouverez pleins de saveur et soutiennent votre foie.

Par exemple, au lieu d'acheter de la charcuterie transformée, tranchez votre propre dinde ou poulet rôti. Les barres granola maison, les noix mélangées, les bâtonnets de carottes, les bâtonnets de céleri et les fruits frais sont tous de bonnes options pour remplacer un sac ou une poignée de chips. Au lieu de faire une boîte de macaroni au fromage, trouvez une recette pour une alternative saine comme la courge spaghetti au fromage. Le potassium, l'acide pantothénique, le manganèse, les vitamines B et la niacine sont tous présents dans la courge spaghetti. De plus, la courge spaghetti est faible en gras saturés et en calories. Vous pouvez ajouter une garniture de noix écrasées sur le dessus pour fournir un punch d'antioxydants et d'acides gras oméga-3 pour soutenir également votre santé cardiaque.

Lorsque vous mangez des aliments transformés, en plus de modifier votre alimentation, vous devez également vous assurer que vos enzymes digestives fonctionnent correctement. Lorsque vos enzymes hépatiques ne sont pas équilibrées, vous pouvez développer des maladies du foie et de la digestion comme la maladie de Crohn.

Astuce 2: Le jus de légumes crus est une méthode de livraison efficace de nutriments

Une cure de désintoxication du foie nécessite un grand nombre de légumes crus dans votre alimentation, mais augmenter les portions nécessaires peut être impossible pour certaines personnes. Pour vous aider à obtenir les portions de légumes dont vous avez besoin d'une manière simple, vous devez presser les légumes crus. Un verre de jus de légumes frais et crus peut fournir jusqu'à cinq portions de légumes crus dont vous avez besoin. De plus, si vous n'aimez pas manger des légumes crus, le jus peut être un moyen plus savoureux et plus facile d'obtenir les nutriments dont vous avez besoin.

Un autre avantage du jus de légumes cru est qu'il est plus facile à digérer pour votre foie. Cela facilite également l'absorption des nutriments contenus dans les légumes par votre corps. Certains des légumes les plus bénéfiques pour la désintoxication du foie comprennent les choux de Bruxelles, le chou-fleur et le chou. Les saveurs de ces légumes peuvent ne pas sembler appétissantes; cependant, vous pouvez inclure d'autres légumes crus pour modifier la saveur. Les légumes qui sont bons à ajouter pour des nutriments et une saveur supplémentaires comprennent les légumes-feuilles, les betteraves, les concombres et les carottes. Tous ces légumes aident à développer un niveau de pH équilibré en abaissant les niveaux d'acide dans le corps.

Trouver une combinaison de saveurs que vous préférez nécessitera quelques expérimentations. Pensez à ajouter d'autres jus frais et crus ou des herbes fraîches pour développer une saveur unique. Certaines herbes savoureuses comprennent la menthe et le persil. Les carottes biologiques sont l'un des jus de légumes crus les plus bénéfiques pour votre désintoxication du foie. Le bêta-carotène, un nutriment qui se transforme en vitamine A, se trouve dans les carottes. La vitamine A est essentielle pour éliminer les toxines de votre corps et pour réduire la graisse du foie. La racine de gingembre est un autre additif bénéfique au jus de légumes cru. Le gingembre favorise la digestion et est anti-inflammatoire. Les oranges ajoutent également une excellente saveur sucrée et / ou acidulée au jus. De plus, les oranges fournissent de la vitamine B6, de la vitamine A et de la vitamine C.

Le jus de légumes contient une grande quantité de fibres. Des quantités élevées de fibres soutiennent votre digestion et accélèrent votre processus d'élimination. L'élimination rapide des toxines signifie que votre corps n'a pas le temps de les stocker, ce qui peut s'accumuler et vous nuire.

Astuce 3: Les aliments riches en potassium sont essentiels

Vous devez manger plus de 4500 milligrammes de potassium par jour. Êtes-vous sûr de recevoir cette recommandation de manière cohérente? Probablement pas! Les aliments qui contiennent des niveaux plus élevés de potassium vous aident à réduire votre taux de cholestérol, à soutenir la santé de votre cœur, à favoriser le nettoyage du foie et à réduire votre tension artérielle systolique. Il existe des suppléments de potassium, mais vous devriez essayer d'obtenir votre recommandation de potassium grâce à des aliments sains tels que les patates douces, les sauces tomates, les légumes verts, les haricots, les bananes et la mélasse.

Patate douce

Beaucoup de gens pensent immédiatement qu'ils doivent manger plus de bananes pour augmenter leur apport en potassium; cependant, les patates douces sont en fait la source la plus riche de potassium. En plus du bêta-carotène et d'une grande quantité de fibres, une patate douce de taille moyenne fournit environ 700 milligrammes de potassium. Les patates douces sont également faibles en calories mais contiennent des niveaux élevés de fer, de magnésium et de vitamines B6, C et D. Les patates douces ont également une saveur naturellement sucrée de sucres naturels. Les sucres naturels sont dispersés lentement dans la circulation sanguine grâce à la fonction du foie. La beauté de ce processus naturel est qu'il se régule lui-même, empêchant les pics de glycémie provoqués par les sucres raffinés.

Sauce tomate

Les tomates contiennent également plusieurs nutriments, dont le potassium. Lorsque les tomates sont livrées sous forme de pâte, de purée ou de sauce, les avantages des tomates sont plus significativement concentrés. Par exemple, une tasse de tomates fraîches offre environ 400 milligrammes de potassium, mais une tasse de tomates en purée contient plus de 1000 milligrammes! Pour vous assurer de tirer le meilleur parti d'une pâte, d'une purée ou d'une sauce, sélectionnez des produits à base de tomates biologiques.

Si vous avez l'intention de faire votre propre concentré, envisagez la recette suivante pour tirer le meilleur parti de votre effort et des nutriments du fruit:

Ingrédients:

Tomates biologiques, coupées en deux

directions:

1. Réchauffez votre four à 425 degrés Fahrenheit. Placez les tomates coupées en deux sur une plaque à pâtisserie face vers le bas.
2. Faites rôtir les tomates jusqu'à ce que la peau commence à se ratatiner.
3. Retirer la casserole du four et laisser refroidir les tomates.
4. Une fois refroidi, pincez ou glissez les peaux et placez la chair dans un mélangeur ou un robot culinaire. Pulser les tomates pour les écraser doucement.
5. Versez les tomates écrasées et rôties dans un tamis ou une passoire pour enlever les graines, si vous préférez. Filtrez aussi souvent que vous préférez ou en avez besoin.
6. Versez le mélange filtré dans une cocotte ou une grande marmite sur votre cuisinière. Laisser mijoter la sauce jusqu'à 2 heures ou jusqu'à ce que la sauce soit épaisse. N'oubliez pas que la sauce continuera à épaissir après l'avoir retirée du feu, alors cessez de mijoter juste avant que la sauce n'atteigne la consistance que vous préférez.

Verts feuillus

Une tasse de feuilles d'épinards ou de betteraves contient un grand nombre d'antioxydants et plus de 1 300 milligrammes de potassium. Ces ingrédients sont faciles à ajouter au jus cru et peuvent soutenir puissamment le foie. Pour les ajouter à votre alimentation, hachez les légumes et ajoutez-les à votre mélange de jus ou parsemez-les sur les salades. Vous pouvez également faire sauter rapidement sur votre cuisinière. De plus, les feuilles de betterave aident à la circulation de votre bile et nettoient naturellement la vésicule biliaire.

Des haricots

Vous pouvez choisir parmi plusieurs haricots sains à ajouter à votre alimentation. Les haricots contiennent une grande quantité de potassium en plus des fibres et des protéines. Les haricots comme les haricots de Lima, les haricots rouges et les haricots blancs sont tous d'excellentes options et de bonnes alternatives à d'autres haricots, tels que les pois chiches. Au lieu de faire du houmous à partir de pois chiches, essayez l'un des autres haricots de votre recette et profitez de votre nouvelle création avec des bâtonnets de céleri et des bâtonnets de carottes.

Mélasse

N'importe quelle mélasse n'est pas la meilleure source de potassium; Cependant, la mélasse noire peut fournir une partie importante de la valeur quotidienne recommandée de potassium en plus d'autres nutriments comme le cuivre, le manganèse, le calcium et le fer. En fait, seulement 2 cuillères à café de mélasse noire fournissent environ dix pour cent de la quantité recommandée de potassium.

Un moyen facile d'incorporer de la mélasse noire à votre alimentation consiste à remplacer les autres édulcorants que vous utilisez. Utilisez-le dans une bouillie à base de quinoa, sur des flocons d'avoine coupés en acier ou faites-en une sauce barbecue maison. Même mélanger les deux cuillères à café dans votre café du matin est un excellent moyen d'ajouter de la douceur ainsi que des nutriments. L'avantage supplémentaire de l'ajout de mélasse noire à votre café est qu'elle enrichit la saveur tout en réduisant le goût acide.

Banane

Les bananes sont riches en potassium. Ajouter une seule banane moyenne à un smoothie est un excellent moyen d'augmenter votre potassium et d'adoucir la boisson. Une banane moyenne fournit environ 470 milligrammes de potassium, aide à la digestion et libère des métaux lourds et des toxines de votre corps. Lorsque vous effectuez votre désintoxication du foie, ces avantages sont essentiels. Assurez-vous d'avoir toujours assez de bananes sous la main pour ajouter à vos aliments ou pour grignoter pendant votre désintoxication.

Astuce 4: Faites un lavement avec du café

Un lavement aide à lutter contre la constipation, mais un lavement au café vous aide également à retrouver plus d'énergie et à soutenir votre désintoxication hépatique. Les lavements ciblent la partie inférieure du gros intestin. Il existe de nombreuses façons et ressources pour vous aider à le compléter à la maison, contrairement à d'autres interventions, comme un colon. Les colonics ciblent tout l'intestin et nécessitent l'aide d'un professionnel. Cela rend un lavement une action plus accessible et «attrayante» pour aider à votre désintoxication du foie. Vous pouvez acheter un kit de lavement dans la plupart des pharmacies ou des dépanneurs.

Lorsque vous faites un lavement au café, du café biologique est conservé dans votre intestin. En le retenant dans votre partie inférieure du gros intestin, il permet à la paroi de l'intestin d'absorber le café liquide et de le transporter vers le foie. L'absorption du café biologique stimule la production et l'écoulement de la bile. Cette stimulation stimule votre foie et votre vésicule biliaire. Lorsque votre foie et votre vésicule biliaire démarrent, vous commencez à produire du glutathion, un composé chimique qui est un nettoyant puissant. Ce composé chimique aide à éliminer l'accumulation toxique dans votre corps.

Éliminer rapidement les toxines est essentiel pendant votre désintoxication hépatique. Pour vous donner un lavement au café, faites bouillir trois tasses d'eau distillée ou filtrée avec 2 cuillères à soupe de café moulu biologique. Une fois le mélange à ébullition, baisser le feu et laisser mijoter environ 15 minutes. Une fois terminé, laissez le mélange refroidir à température ambiante. Une fois que le mélange de café est complètement refroidi, filtrez-le à travers une étamine pour éliminer tous les sédiments du liquide. Utilisez ce liquide dans votre kit de lavement. Une fois le liquide inséré, essayez de garder le liquide jusqu'à 15 minutes. Lorsque vous atteignez 15 minutes ou votre limite, relâchez.

Astuce 5: Les suppléments pour le curcuma, le pissenlit et le chardon-Marie sont bénéfiques

Safran des Indes

Divers problèmes de santé, tels que la douleur chronique, la santé de la prostate, la santé du sein, l'arthrose, la dépression, le cancer et la maladie d'Alzheimer, sont tous des sujets de recherche scientifique en cours sur l'effet du curcuma sur ces conditions. Les résultats préliminaires montrent déjà que le curcuma peut soutenir le métabolisme et les tissus du foie, régule l'équilibre de notre glycémie, aide à la digestion, minimise la douleur dans les articulations et aide à minimiser la dépression. On s'attend à ce que davantage d'avantages se manifestent à mesure que la recherche est continuellement publiée.

Pissenlit

Beaucoup de gens qui doivent entretenir n'importe quel type de pelouse détestent les pissenlits. Cette mauvaise herbe se déplace librement et infeste le sol chaque printemps et tout au long de l'été. Bien que cela puisse être une nuisance dans la cour, ces petites fleurs contiennent des minéraux et des vitamines bénéfiques de ses pédales à ses racines. Lorsque vous ingérez du pissenlit, vous aidez votre foie à se désintoxiquer plus facilement en agissant comme diurétique et en accélérant l'élimination des toxines. De plus, le pissenlit aide à perturber la digestion, les brûlures d'estomac, les niveaux de sucre dans le sang déséquilibrés et un système immunitaire affaibli. Vous pouvez prendre la racine de pissenlit comme supplément ou la boire dans une tisane pour votre désintoxication du foie.

Chardon Marie

Une herbe de désintoxication idéale est le chardon-Marie. Beaucoup de familiers avec cette herbe la considèrent comme le «roi» des herbes utilisées pour la désintoxication. C'est pourquoi il est si important et précieux pendant votre désintoxication hépatique. Une partie des avantages de la consommation de chardon-Marie comprend l'élimination de l'alcool dans le foie, les polluants de l'environnement, les médicaments sur ordonnance et l'accumulation de métaux lourds. Pour les patients subissant une radiothérapie ou une chimiothérapie, ils subissent une série d'effets secondaires indésirables, que le chardon-Marie peut aider à réduire. Pour favoriser la régénération du foie, la silymarine active dans le chardon-Marie est bénéfique pour la solidité des parois cellulaires du foie. Prenez un supplément de chardon-Marie ou buvez-le dans une tisane conçue pour votre désintoxication du foie.

Prime! Racine de bardane

Semblable au pissenlit, cette racine est utile pour détoxifier votre sang, ce qui facilite ensuite le fonctionnement du foie. Semblable au chardon-Marie, la racine de bardane peut également être prise comme supplément ou dans un thé de désintoxication du foie.

Astuce 6: Prenez des suppléments de foie ou mangez régulièrement de la viande de foie biologique

La consommation de viande de foie biologique provenant de poulets ou de bovins jeunes et sains nourris à l'herbe contient le plus de coQ10, de chrome, de zinc, de cuivre, de fer, de choline et d'acide folique, de vitamine A et de vitamines B. Pour obtenir le plus de nutriments d'un aliment, vous ne pouvez pas faire mieux que de manger du foie.

Si manger du foie n'est pas une option, ingérez des suppléments de foie de bœuf. Assurez-vous de choisir des suppléments qui garantissent qu'aucun antibiotique, pesticide ou hormone n'est utilisé dans les soins et l'alimentation des animaux. Cela garantit que vous obtenez les meilleurs et la plupart des nutriments dans les suppléments.

Chapitre 6: Remèdes naturels contre le fois gras

Actuellement, il n'y a que deux thérapies principales proposées pour la MFGNA. Le premier consiste à utiliser des médicaments et des interventions pharmaceutiques. Le second intervient dans votre style de vie. L'intervention comprend la pratique ou l'augmentation de l'exercice physique, la modification de votre alimentation ou la réduction de votre poids corporel. La thérapie la plus courante est l'intervention sur le mode de vie, des modifications spécifiques de votre alimentation et la réduction de votre poids corporel. Ces deux éléments vont souvent de pair. Les maladies métaboliques, telles que l'hyperlipidémie et l'obésité, ainsi que la MFGNA, peuvent être ralenties par un exercice modéré et à long terme.

Bien que l'on sache qu'une intervention dans votre mode de vie peut réduire la progression de la MFGNA, les mécanismes sous-jacents à cet avantage sont encore inconnus. Plusieurs études scientifiques publiées illustrent les avantages d'une intervention sur le mode de vie, mais aucune n'en a clairement mis le doigt. Pourtant, il est indéniable le potentiel d'avantages thérapeutiques. Ces interventions naturelles, ou remèdes, ont des résultats plus bénéfiques dans les études scientifiques que les interventions pharmaceutiques. La thérapie pharmaceutique comprend divers médicaments, y compris des inhibiteurs du système rénine-angiotensine, des agents hypolipidémiants, des sensibilisateurs à l'insuline et des antioxydants. Certaines études sur les animaux et les cellules montrent des résultats prometteurs, mais peu d'essais cliniques sur l'homme sont positifs.

Il existe plusieurs effets bénéfiques dans les remèdes à base de plantes pour l'arrêt de la MFGNA. L'attention portée à ces remèdes naturels s'est accrue ces dernières années car ils sont disponibles dans le monde entier; ont généralement peu ou pas d'effets secondaires, et de multiples études cliniques et fondamentales soutiennent leur efficacité.

Résultats actuels des remèdes naturels pour le traitement de la MFGNA

Goji Berry, Wolfberry ou Lycii Fructus

De la famille des Solanacées, la baie de goji est le fruit du Lycium Barbarum. La médecine chinoise a rendu ce fruit célèbre pour ses bienfaits sur les yeux et le foie. La LBP, ou la partie polysaccharidique du fruit, est la partie la plus bénéfique de la baie de goji. Les résultats d'études modernes montrent que la lombalgie présente une variété d'avantages sur le plan biologique, notamment une réduction du risque de tumeurs, le maintien du métabolisme du glucose, la neuroprotection, l'immunorégulation et les capacités antioxydantes.

Des études cliniques supplémentaires montrent que le jus de LBP augmente la quantité d'immunoglobuline G, les niveaux d'interleukine-2 et les lymphocytes chez l'homme. La réduction de la formation de peroxyde lipidique et l'augmentation des taux sériques d'antioxydants sont des avantages supplémentaires de la LBP.

Les premiers résultats montrent que la LBP empêchait la propagation et encourageait l'apoptose des cellules hépatomiques dans le foie. Une étude supplémentaire a illustré les attributs protecteurs de la lombalgie lorsqu'elle était incorporée dans un régime riche en graisses qui causait des lésions de stress oxydatif dans le foie. Dans ces situations, la LBP a augmenté l'activité des enzymes antioxydantes et des produits du stress oxydatif pour aider à se protéger contre d'autres blessures dues au stress oxydatif dans le corps. D'autres études ont montré les puissantes propriétés curatives de la lombalgie dans la stéatose hépatique liée à l'alcool et comment elle peut aider à la régénération du foie.

Ail ou Allium sativum

Il existe une longue histoire d'utilisations médicinales et culinaires de l'ail dans la région méditerranéenne, en Égypte et en Asie. Un rapport récent a publié que la consommation d'un morceau entier d'ail aidait à améliorer la résistance à la glycémie, le métabolisme des lipides et le stress oxydatif. Une activité réduite du système du cytochrome P450 et une activité antioxydante accrue ont donné lieu à une étude dans laquelle de l'ail noir vieilli a été associé à l'administration d'éthanol chronique chez le rat. L'ail a également été trouvé pour aider à protéger et à réparer les dommages au foie causés par CCl4. Lorsqu'il est associé à d'autres remèdes médicinaux et naturels, l'ail améliore les effets bénéfiques de la réduction de la stéatose, de l'inflammation, du stress oxydatif et de la fibrose. Enfin, l'ail aide également à prévenir d'autres dommages au foie chez les patients atteints de MFGNA.

Thé vert

Un autre remède naturel est le thé vert. Ce remède est l'une des plantes les plus documentées utilisées pour prévenir les problèmes de foie. Au cours des deux dernières décennies, une attention accrue sur les propriétés bénéfiques et curatives de cette plante a soutenu ses capacités en matière de santé du foie. La plante Camellia Sinensis fournit les feuilles utilisées dans la fabrication du thé vert. La plante a été trouvée à l'origine en Chine, mais elle s'est répandue en Asie dans des endroits comme le Vietnam, la Corée et le Japon. Il s'est maintenant propagé aux régions occidentales, s'infiltrant dans les cultures de thé noir.

Les souris traitées avec CCl4 ont également reçu de l'EGCG pur, ou épigallocatéchine-3-gallate, dans une étude percutante. L'EGCG est le principal polyphénol du thé vert. Le résultat a montré des avantages au niveau biochimique et histologique. Il a eu un impact sur l'inflammation, le stress oxydatif et a aidé à résoudre les lésions hépatiques. Dans une autre étude récente, il a été démontré que l'EGCG empêchait l'entrée et le passage de l'hépatite C. Des rats de laboratoire obèses dans une étude menée sur les maladies du foie et l'EGCG a trouvé des avantages à la fois sur la santé du foie et sur la réduction du poids indésirable.

Resvératrol

Les raisins rouges contiennent une phytoalexine qui peut être extraite, appelée resvératrol. Il est bien documenté pour protéger contre l'inflammation et le stress oxydatif. C'est l'un des remèdes naturels les plus acceptés en raison de ses propriétés puissantes et de sa disponibilité mondiale. Des études récentes ont montré que le resvératrol est un traitement efficace contre la MFGNA. C'est un remède efficace à utiliser tous les jours pour prévenir et guérir la stéatose hépatique.

Chardon Marie

Comme mentionné dans le chapitre précédent, le chardon-Marie est une plante bénéfique lors d'une cure de désintoxication du foie. Le chardon-Marie appartient à la famille des marguerites et produit deux dérivés importants, la silymarine et la silybine. Il y a eu plus de 10 000 rapports publiés au cours des dix dernières années sur les bienfaits du chardon-Marie sur le corps, et en particulier sur la santé du foie. Les résultats de ces rapports relient les effets des deux dérivés à des résultats hépatoprotecteurs, chimiopréventifs et antioxydants. Dans le foie en particulier, la silymarine et la silybine améliorent les effets des antioxydants. Ils ont également, directement et indirectement, un impact sur la fibrose et l'inflammation du foie. Une étude supplémentaire montre que les patients souffrant d'hépatite C chronique et de MFGNA, ont présenté de meilleurs effets de la silymarine en raison de l'augmentation des concentrations plasmatiques de flavonolignan et de la large circulation entérohépatique.

Décoctions et dérivés supplémentaires à considérer Des remèdes naturels supplémentaires qui ont été utilisés dans la médecine traditionnelle chinoise et qui sont maintenant pris en charge par la biologie expérimentale, la pharmacologie et la chimie, comprennent la berbérine. L'herbe Coptidis Rhizoma de Chine contient cet alcaloïde isolé, qui a un effet anti-stéatosique. Il réduit également la réponse inflammatoire de l'hépatite. Actuellement, il n'existe aucune étude moderne liant directement la berbérine au traitement de la MFGNA.

Suggestions naturelles supplémentaires

- Réduisez votre consommation de sucre à moins de 30 grammes par jour.
- Réduisez le stress.
- Ralentissez votre rythme de vie.
- Placez un sachet d'huile de ricin sur le foie quelques fois par semaine.
- Quelques fois par semaine, mangez des abats biologiques.

- La première chose le matin boit huit onces de kvas de betterave.
- Intégrez une activité physique à faible impact et soulageant le stress, comme le yoga ou la marche, dans votre activité hebdomadaire.

Chapitre 7: Aliments et boissons diététiques sains pour e foie gras

Près d'un tiers de la population américaine adulte est touchée par la stéatose hépatique. C'est sur les principales causes d'insuffisance hépatique et une fois que le foie échoue, il n'y a pas d'option de traitement à long terme autre qu'une transplantation hépatique. De nombreux cas de stéatose hépatique ne sont diagnostiqués que tardivement, ce qui rend certains des dommages irréversibles. Cependant, il est possible de prévenir et de traiter la maladie pour améliorer votre durée et votre qualité de vie. L'une des méthodes de prévention et de traitement les plus courantes comprend les changements alimentaires. Peu importe que vous ayez une stéatose hépatique alcoolique ou une stéatose hépatique non alcoolique, l'alimentation peut améliorer la santé de votre foie.

Les règles générales à suivre pour une alimentation saine pour le foie comprennent:

- Ne consommez pas d'alcool.
- Consommez une très petite quantité de graisses saturées, de glucides raffinés, de gras trans, de sel et de sucre.
- Modifiez votre alimentation pour inclure plusieurs céréales complètes et plantes riches en fibres, comme les légumineuses.
- Mangez de grandes quantités de légumes et de fruits. Étant donné que la stéatose hépatique est une accumulation de graisse dans le foie, il est important de réduire la graisse supplémentaire que vous consommez. Vous pouvez également vous concentrer sur la réduction de votre apport calorique pour aider à perdre du poids, ce

qui peut également aider à soulager la stéatose hépatique et le stress supplémentaire sur votre corps. Lorsque vous perdez du poids indésirable, vous réduisez le risque de contracter la stéatose hépatique. Si vous êtes en surpoids, fixez-vous l'objectif de perdre environ 10% de votre poids corporel actuel.

Comment guérir le foie gras par la nourriture

Vous trouverez ci-dessous quelques-uns des meilleurs aliments et boissons que vous devriez consommer pendant une cure de désintoxication du foie et tout en soutenant votre fonction hépatique saine.

1. Café

Vous êtes les bienvenus, amateurs de café! Des rapports ont montré que boire du café aide à réduire les enzymes inhabituelles dans le foie. De plus, les patients atteints de stéatose hépatique qui boivent régulièrement du café ont souvent moins de lésions hépatiques que ceux qui n'en boivent pas. Des quantités modérées de caféine peuvent minimiser les enzymes hépatiques anormales, ce qui est particulièrement important pour les personnes à risque de développer la stéatose hépatique.

2. Légumes-feuilles

Ces superaliments bloquent également l'accumulation de graisse. Par exemple, le brocoli a empêché l'accumulation de graisse dans le foie chez le rat dans une étude. Les épinards, le chou frisé et les choux de Bruxelles aident également à perdre du poids. Recherchez des recettes qui utilisent beaucoup de légumes-feuilles pour obtenir un punch puissant tous les jours.

3. Tofu

Le tofu est une bonne source de protéines et est également faible en gras, mais c'est la protéine de soja dans les aliments qui profite spécifiquement aux personnes souffrant de stéatose hépatique. Les rats dans une étude à l'Université de l'Illinois ont révélé le pouvoir du tofu et des protéines de soja dans la protection contre l'accumulation de graisse dans le foie.

4. Poisson

Réduisez l'inflammation et améliorez les niveaux de graisse dans le foie avec le soutien d'acides gras oméga-3. Ces acides bénéfiques peuvent être trouvés dans des aliments comme la truite, le thon, les sardines et le saumon. Ce sont tous considérés comme des poissons «gras», mais ils fournissent une graisse saine que votre corps peut facilement décomposer par rapport à d'autres graisses qui sont facilement stockées dans le foie. Lorsque vous préparez du poisson, n'oubliez pas de vous concentrer sur le fait de garder la recette faible en gras car le poisson contient déjà suffisamment de graisse pour votre corps.

5. Farine d'avoine

Lorsque vous souffrez de fatigue comme effet secondaire de la stéatose hépatique ou pendant les premiers stades du traitement de la maladie, il peut être difficile de fonctionner correctement. Manger des glucides à grains entiers comme la farine d'avoine peut fournir à votre corps un regain d'énergie qui peut se maintenir pendant de longues périodes. De plus, les fibres de l'avoine vous aident à vous sentir rassasié et à maintenir cette sensation de satiété. Enfin, il a également été démontré que les flocons d'avoine vous aident à maintenir un poids corporel sain.

6. Noix

Les noix sont un autre aliment riche en oméga 3. Lorsque les patients atteints de stéatose hépatique consomment une petite poignée de noix, ils obtiennent souvent de meilleurs résultats de tests hépatiques.

7. Avocat

Protégez votre foie en mangeant des graisses saines comme celles des avocats. Les recherches actuelles montrent que les avocats contiennent des produits chimiques spécifiques qui réduisent potentiellement les dommages au foie. Les avocats sont également une riche source de fibres, ce qui aide également à perdre du poids.

8. Produits laitiers et lait faibles en gras

Une étude publiée en 2011 sur des rats a rapporté que les protéines de lactosérum dans le lait peuvent aider à protéger contre les dommages au foie, même si des dommages existent déjà. Consommez un verre de lait par jour ou environ huit onces de fromage animal biologique nourri à l'herbe pour des résultats optimaux.

9. Graines de tournesol

La vitamine E est riche en graines de tournesol et est connue pour ses propriétés antioxydantes. Les antioxydants aident votre foie à se protéger contre d'autres dommages.

10. Huile d'olive

Une troisième source d'oméga 3 sur cette liste. Choisissez cette huile au lieu du beurre, du shortening ou de la margarine pendant la cuisson. Il a également été démontré que l'huile d'olive contrôle les niveaux de poids sains et réduit le niveau d'enzymes hépatiques.

11. Ail

Comme mentionné précédemment dans ce livre, l'ail est utile pour protéger et soutenir le foie ainsi que pour promouvoir un poids corporel sain. Il est également très savoureux et peut donc rendre de nombreux plats délicieux rapidement. C'est une bonne source pour brûler les graisses accumulées et indésirables dans le corps.

12. Thé vert

Un autre aliment répété de notre liste, il a été démontré que le thé vert vous aide à absorber et à traiter les graisses dans le corps, plutôt que de les stocker dans votre foie. Il a également été associé à une amélioration de la fonction hépatique. Les autres avantages comprennent une aide au sommeil et une réduction du cholestérol.

Aliments complémentaires pour le foie

Betteraves

Riche en antioxydants et active les enzymes hépatiques, améliore également la production de bile et améliore l'activité physique.

Pommes biologiques

Riche en fibres, en particulier avec la peau, et assurez-vous que le fruit est biologique, car les pommes ont tendance à être l'un des meilleurs fruits et légumes à contenir des quantités excessives de pesticides.

Pousses de brocoli

Détoxifiant puissant, riche en antioxydants, stimule le glutathion plus que le brocoli, contient un régulateur hormonal appelé indole-3-carbinol et contient du sulforaphane combattant le cancer.

Les aliments fermentés tels que la choucroute, le kéfir, le kombucha, le kimchi ou les cornichons. Favorise la digestion et l'élimination grâce à de bons composés bactériens.

Les agrumes tels que les citrons, les limes, les oranges ou les pamplemousses.

Aide le foie à nettoyer et à créer des enzymes pour la désintoxication.

Carottes

Riche en bêta-carotène et en flavonoïdes végétaux, et contient de la vitamine A pour la prévention des maladies du foie.

La plupart des formes de légumes.

Le chou-fleur et le brocoli contiennent du glucosinolate pour la production d'enzymes de désintoxication et du soufre pour la santé globale du foie. Les épinards et autres légumes-feuilles sont de riches sources de chlorophylle pour aider à éliminer les toxines du sang et également fournir un équilibre alcalin aux métaux lourds dans le foie.

Boissons supplémentaires pour le foie

- Jus de myrtille: la fibrose, qui est la cicatrisation due à une maladie du foie, a fait l'objet de l'étude publiée dans la revue PLOS One en mars 2013. Les animaux de l'étude ont été nourris avec du jus de myrtille pour observer ses effets sur fibrose sur une période de huit semaines. Les résultats de l'étude indiquent que le jus de myrtille a la capacité à la fois d'augmenter la capacité du foie à supporter les niveaux de stress oxydatif et d'augmenter les protéines qui aident le foie à lutter contre la fibrose. Le stress oxydatif se produit lorsque les cellules sont endommagées par des radicaux libres qui sont des molécules instables.

- Jus d'orange sanguine: en 2012, une étude publiée dans le World Journal of Gastroenterology a conclu que l'accumulation de graisse est évitée lorsque les participants consomment régulièrement du jus d'orange sanguine. Sur une période de 12 semaines, les animaux obèses de l'étude ont reçu le jus chaque jour. Selon l'étude, les rats ont présenté plusieurs réponses saines, notamment une amélioration de la sensibilité à l'insuline, une réduction des triglycérides et du cholestérol global, une diminution du poids corporel, ainsi qu'une protection contre l'accumulation de graisse dans le foie. L'hormone, l'insuline, régule la glycémie. Il est important que le corps soit sensible à cette hormone afin de pouvoir réguler correctement la glycémie. Si le corps n'a pas une sensibilité stable à l'insuline, il est possible et probable que la personne développe un diabète.

- Jus de fruit de noni: Le noni est une plante qui pousse dans les climats tropicaux et porte des fruits de noni. Il est botaniquement connu sous le nom de Morinda Citrifolia. Les magasins de produits naturels sont les principaux fournisseurs de suppléments de jus de noni aux États-Unis. Il est probable que vous trouviez du jus de noni mélangé à d'autres jus de fruits, le plus souvent du jus de raisin. La conclusion de l'étude de 2008 sur les animaux publiée dans la revue Plant Foods and Human Nutrition montre que les dommages causés par les toxines dans le foie sont minimisés lorsque les participants boivent régulièrement du jus de noni.

Une note sur les jus de fruits: les jus de fruits contiennent souvent du sucre raffiné ajouté. Assurez-vous de lire attentivement les étiquettes. Choisissez des jus qui n'ont pas ou peu de sucre ajouté et recherchez également la teneur en jus. Essayez d'acheter des jus étiquetés comme du jus à 100%, si possible. De nombreuses marques de jus n'incluront qu'une petite portion de jus de fruits dans leur bouteille. Cela se produit souvent avec le jus de myrtille. Le jus contient également des niveaux caloriques élevés et la fibre du fruit a été supprimée. Vous obtiendrez beaucoup moins de fibres que si vous mangiez le fruit entier seul. Pour ceux qui s'intéressent à l'extraction de vos fruits, gardez à l'esprit que certains fruits ne sont disponibles que de façon saisonnière. Par exemple, les oranges sanguines sont en magasin du mois de janvier à la mi-avril. Si vous pouvez les trouver dans les magasins en dehors de ces horaires, ils seront probablement plus chers et de mauvaise qualité.

Évitez les aliments suivants:

1. Sel: Trop de sel permet à votre corps de retenir l'eau. Assurez-vous de ne pas consommer plus de 1 500 milligrammes par jour.
2. Viande rouge: ces coupables sont des sources de graisses saturées indésirables. Les viandes de bœuf et de charcuterie en particulier doivent être évitées.
3. Pâtes blanches, riz et pain: les aliments blancs indiquent qu'ils ont été transformés. Les aliments transformés augmentent votre glycémie et manquent de fibres et

d'autres nutriments que leurs homologues à grains entiers offrent.

4. Aliments frits: Tout ce qui est frit sera riche en calories et en graisses malsaines.

5. Sucre supplémentaire: les jus de fruits, les sodas, les biscuits et les bonbons sont tous riches en sucre raffiné et ajouté. Ceux-ci augmentent votre glycémie et peuvent augmenter l'accumulation de graisse dans votre foie.

Un exemple de plan de régime

Le chapitre suivant couvrira plus en détail les plans de repas et les recettes, mais vous trouverez ci-dessous un exemple de plan de repas pour illustrer à quoi peuvent ressembler un régime de foie gras et une désintoxication.

Heure du repas	Petit déjeuner	déjeuner	Dîner	collations
Menu	8 onces de café avec du lait écrémé ou faible en gras 1 tasse de flocons d'avoine à grains entiers garni de 2 cuillères à	8 onces de lait faible en gras 1 pomme moyenne 8 onces de brocoli cuit à la vapeur, carotte ou autre	8 onces de brocoli, de carottes ou d'un autre légume cuit à la vapeur 8 onces de baies fraîches mélangées	2 cuillères à café de houmous avec des bâtonnets de légumes frais OU 1 cuillère à soupe de beurre d'amande

	soupe de beurre d'amande et 1 banane moyenne, tranchée	feuillage vert 1 petite pomme de terre au four 3 onces de poulet grillé 1 tasse d'épinards frais garnis d'huile d'olive et de vinaigre balsamique	8 onces de lait faible en gras 1 rouleau de grains entiers 3 onces de saumon cuit au four une petite salade de haricots mélangés	sur des pommes fraîches tranchées

Suggestions de remèdes naturels supplémentaires pour le foie gras

Les autres remèdes naturels à considérer n'incluent pas le régime. Ces changements peuvent améliorer votre état de santé général, y compris votre fonction hépatique. Certains de ces remèdes comprennent:

- **Augmentez votre activité physique.**

Lorsque vous associez un régime à de l'exercice, vous perdez non seulement l'excès de poids et le poids indésirable, mais vous pouvez également gérer votre santé générale et votre maladie du foie avec cette combinaison. L'objectif devrait être un minimum de 30 minutes d'activité modérée à élevée plusieurs jours par semaine.

- **Réduisez votre taux de cholestérol.**

Si vous ne parvenez pas à réduire votre taux de cholestérol grâce à un régime et à de l'exercice uniquement, vous devrez peut-être consulter votre professionnel de la santé pour prendre certains médicaments pour vous aider. Il est important de réduire vos taux de triglycérides et de cholestérol. Vous pouvez le faire par le biais de votre alimentation en minimisant ou en éliminant le sucre ajouté et les graisses saturées.

- **Gardez le diabète sous contrôle.**

La stéatose hépatique accompagne souvent le diabète et vice versa. Changer votre alimentation et votre niveau d'activité physique sont des méthodes de traitement efficaces pour ces deux maladies. Si ces deux remèdes ne font pas baisser votre taux de sucre dans le sang à un niveau sain, vous devriez également consulter votre professionnel de la santé pour stabiliser votre glycémie avec des médicaments.

Chapitre 8: Plans d'alimentation et quels aliments et boissons éviter

Avez-vous décidé que c'est le week-end que vous faites une désintoxication ou un nettoyage du foie? Si vous n'êtes toujours pas sur l'idée, vous devriez peut-être la mettre à votre agenda. Une désintoxication a la réputation d'être une entreprise stimulante et bouleversante, mais une courte désintoxication axée sur des aliments sains est plus facile et moins douloureuse que vous ne l'imaginez probablement. Votre foie est un organe incroyablement important dans votre corps et votre peau est le seul organe plus grand que vous ayez. Une cure de désintoxication est un moyen de l'aider à mieux fonctionner chaque jour en lui accordant une pause des aliments difficiles à traiter, remplis d'agents de conservation et toxiques pour la santé. Votre foie prend en charge la plupart de vos fonctions corporelles, y compris votre digestion, votre reproduction, votre immunité et vos hormones. Même votre peau est soutenue par votre fonction hépatique.

Il peut faire tout ce travail en raison de la nutrition qu'il dérive de ce que vous mangez. Les régimes à base de jus sont une méthode de désintoxication courante utilisée pour aider votre corps à éliminer les toxines, mais ils sont difficiles à respecter. Les diététistes et les nutritionnistes sont maintenant plus susceptibles de suggérer et de soutenir un nettoyage à base d'aliments. Une désintoxication qui se concentre sur les aliments qui fournissent à votre foie les «bons» nutriments permet aux participants de s'y tenir plus facilement, surtout s'ils sont nouveaux dans la désintoxication. C'est beaucoup plus facile et moins engageant que de faire un nettoyage de jus traditionnel. De plus, lors d'un nettoyage de jus, les participants sont souvent aux prises avec un ralentissement métabolique et des sentiments de retrait et de privation. Faire une cure de désintoxication alimentaire; cependant, minimise ces effets secondaires.

Aliments à éviter dans votre plan d'alimentation de désintoxication du foie

La bonne nouvelle est que vous pouvez manger pendant votre cure de désintoxication! Vous pouvez manger beaucoup de bons aliments et compter les calories n'est pas vraiment l'objectif du plan. Au lieu de cela, vous vous concentrez sur l'augmentation du «bon» tout en minimisant ou en éliminant le «mauvais». Voici une liste des quelques types d'aliments que vous devez éviter tout en participant à votre nettoyage:

1. Produits à base de soja, à l'exception du tempe si vous consommez généralement des produits à base de soja. 2. Maïs
2. Viandes rouges ou autres viandes grasses. Si vous mangez régulièrement de la viande, tenez-vous-en à une poitrine de poulet maigre et rôtie.
3. Huiles de canola et végétales.
4. Café
5. Alcool
6. Condiments comme le ketchup et la mayonnaise.
7. Les aliments riches en sodium ou en sel ajouté.
8. Aliments transformés ou frits.
9. Produits à base de gluten comme les pâtes et le pain.
10. Tous les produits laitiers.
11. Les aliments riches en sucre, en particulier le sucre raffiné ajouté. Les fruits et leur sucre naturel sont acceptables avec modération pendant la cure de désintoxication.

Conseils sur la façon de tirer le meilleur parti de votre programme de désintoxication du foie

Avant de préparer des recettes et de planifier votre week-end de repas, tenez compte des huit conseils ci-dessous avant de commencer afin de profiter au maximum de votre temps.

1. Prévoyez de boire huit onces d'eau avec un quartier de citron frais la première chose le matin. Cela aide votre corps à s'hydrater et à se préparer à éliminer les toxines stagnantes de la nuit.

2. Buvez la moitié de votre poids corporel en eau chaque jour. Pensez à ajouter une cuillère à café de chlorophylle ou de poudre de spiruline à huit onces d'eau pour booster votre désintoxication. Vous pouvez l'ajouter à votre eau jusqu'à trois fois par jour pendant votre désintoxication.

3. Choisissez des aliments biologiques chaque fois que vous le pouvez pour aider à éliminer les hormones et les toxines ajoutées.

4. Saupoudrez de graines de lin ou de chia sur vos aliments. Ceux-ci contiennent une riche dose de fibres, ce qui aide votre côlon à éliminer les déchets toxiques de votre foie. Vous pouvez également créer un thé de lin en trempant 1 cuillère à soupe de lin dans huit onces d'eau chaude, puis en filtrant le liquide pour enlever les graines avant de boire.

5. Faites le plein d'aliments sains pour le foie comme la coriandre, le persil, le cresson, les épinards, le concombre, le radis, le brocoli, les asperges, le citron vert, le citron et la pomme. Ceux-ci peuvent être facilement consommés sur le pouce ou ajoutés à d'autres aliments pour une saveur et des avantages supplémentaires.

6. Prévoyez de préparer un smoothie vert ou un jus chaque jour. L'état liquide aide votre corps à digérer les nutriments et permet également à votre foie d'absorber ce dont il a besoin pour une

santé optimale. Pensez à ajouter une tasse d'épinards ou de légumes-feuilles à une poignée d'autres fruits et légumes pour une alternative au déjeuner ou une «collation» de l'après-midi.

7. Deux heures avant le coucher, vous devez arrêter de manger. Votre foie travaille toute la nuit pour éliminer les toxines de votre corps pendant que vous dormez, alors ne lui donnez pas de surcharge juste avant de commencer son travail le plus dur.

8. Accordez-vous tout le repos dont vous avez besoin. Le sommeil aide votre corps à se réinitialiser et à se rétablir, alors assurez-vous de lui donner le temps de vous désintoxiquer. Lorsque vous vous concentrez sur le repos, votre corps peut favoriser le fonctionnement idéal de tous vos organes, y compris votre foie, et soutenir votre digestion.

Menu de plan d'alimentation et exemple de plan de désintoxication

Vendredi soir

Commencez par aller à l'épicerie et achetez les aliments frais dont vous avez besoin pour ce week-end. Mangez un dîner copieux et sain avec beaucoup de légumes et environ trois onces de protéines maigres, de préférence du poisson comme le saumon ou le thon. Avant d'aller vous coucher, préparez un pudding aux graines de chia avec une poignée de fruits frais sur le dessus pour un repas du matin facile demain. Pendant que vous vous installez dans votre lit, buvez huit onces d'eau filtrée avec un quartier de citron frais ou une tasse de thé au curcuma. Assurez-vous de vous coucher suffisamment tôt pour pouvoir dormir pendant huit heures.

Samedi tôt le matin

Tout d'abord, lorsque vous vous réveillez, buvez huit onces d'eau filtrée avec un quartier de citron frais ou une tasse de thé vert non sucré. Mangez votre pudding aux graines de chia et ajoutez des graines ou des noix sur le dessus, si vous préférez. Les noix, les pistaches, les graines de tournesol ou les graines de citrouille sont toutes de bonnes options. Ces noix ou graines aideront à ajouter des fibres au repas et vous aideront également à rester rassasié plus longtemps.

Samedi en fin de matinée

Si vous commencez à avoir faim mais qu'il est trop tôt pour le déjeuner, préparez un smoothie vert ou du jus vert frais. Assurez-vous d'inclure un feuillage vert avec des fruits et légumes sans édulcorant ajouté. Les bananes et le lait de coco non sucré sont de bonnes options pour ajouter un peu de douceur naturellement.

Samedi après-midi

Pour le déjeuner, faites cuire des nouilles de varech et garnissez de légumes tranchés dans un arc-en-ciel de couleurs. Considérez les carottes orange et violettes, les betteraves, les poivrons, etc. Si vous avez besoin de protéines et d'aliments plus nourrissants, faites rôtir le tempeh pour l'ajouter sur le dessus de la salade. Sur le côté, tranchez une pomme biologique avec une cuillerée de beurre d'amande non sucré pour la tremper.

Samedi fin d'après-midi

Si vous commencez à avoir faim après le déjeuner mais qu'il est trop tôt pour le dîner, prenez une poignée de bâtonnet de carotte ou un autre légume frais. Une petite poignée de noix, de noix de cajou ou d'amandes est une autre bonne collation d'après-midi. Sirotez de l'eau citronnée tout au long de la journée, surtout si vous avez faim mais que vous venez de manger quelque chose.

Votre corps a très probablement soif, pas faim si c'est ce que vous ressentez après un repas ou une collation.

Samedi soir

Préparez un repas sain plein de légumes et de graines. Pensez à ajouter des légumes frais à une grande feuille de laitue au beurre tartinée de beurre d'amande non sucré et saupoudrée de graines de tournesol. Dégustez un verre de kombucha bio ou fait maison. Avant de vous coucher, placez un sachet d'huile de ricin sur votre foie, puis offrez-vous un bain chaud au sel d'Epsom. Mettez-vous au lit au bon moment pour vous assurer de bien dormir huit heures.

Dimanche tôt le matin

Versez-vous un bol de muesli sans gluten et sans céréales mélangé à du lait d'amande ou de coco non sucré. Garnissez-le de fruits frais et de graines, si vous préférez. Sirotez une tasse de thé vert ou mélangez des myrtilles fraîches, un quartier de citron et des tranches de concombre dans huit à dix onces d'eau filtrée à boire.

Dimanche après-midi

Couper en spirale une courgette pour faire un "zoodles" et mélanger avec un pesto frais fait avec des herbes, de l'huile d'olive, des noix concassées et de l'ail. Servir avec un bol de soupe fraîche à l'avocat.

Dimanche en fin d'après-midi

Pour une collation, dégustez une pomme ou un radis tranché ou préparez un houmous maison avec des haricots sains pour le foie et servez-le avec des légumes tranchés. Remplissez votre après-midi d'activités légères telles que la méditation ou le yoga ou une courte promenade tranquille. Assurez-vous de boire beaucoup d'eau filtrée parfumée au citron ou au concombre.

Dimanche soir

Garnir une grande salade verte feuillue de 1/3 tasse de tempe, de poulet rôti ou de haricots et d'une vinaigrette au vinaigre balsamique et à l'huile d'olive. Dans votre mélangeur, ajoutez une tasse d'épinards avec des myrtilles, de l'ananas et une banane pour faire un délicieux smoothie vert à boire. Avant de vous coucher, placez un autre sachet d'huile de ricin sur votre foie et prenez un autre bain de sel d'Epsom, si vous le souhaitez. Assurez-vous de vous coucher à une heure décente pour pouvoir dormir à nouveau pendant huit heures.

Du lundi matin à la nuit

Continuez un petit-déjeuner de désintoxication modifié afin de ne pas choquer votre corps avec des aliments anciens et malsains. Au lieu de cela, dégustez ½ avocat tranché sur des œufs brouillés ou un autre pudding aux graines de chia avec des noix, des graines et des fruits frais. Buvez huit onces d'eau avec un quartier de citron ou une tasse de thé vert avant tout café. Essayez de continuer à manger de nombreux fruits et légumes tout au long de la journée et ne buvez pas d'alcool ce soir.

Une désintoxication hépatique de 24 heures

Si vous n'êtes pas intéressé ou ne pouvez pas faire une cure de désintoxication le week-end, envisagez de faire un nettoyage de 24 heures. La semaine précédant le jour de votre nettoyage, assurez-vous de manger beaucoup des aliments suivants:

- Céleri

- Betteraves
- Asperges
- Agrumes
- Choux de Bruxelles
- Brocoli
- Chou-fleur
- Laitue
- Chou
- Kale

Évitez également l'alcool et les aliments transformés avant le jour de votre nettoyage. Le jour de votre nettoyage, faites 72 onces du liquide suivant à boire tout au long de la journée. Assurez-vous également de boire au moins 72 onces d'eau.

Boisson détox 24 heures

Ingrédients:

- Jus de canneberge
- Noix de muscade
- Racine de gingembre
- Cannelle
- Jus d'orange frais de 3 oranges
- 3 citrons

directions:

1. Dans un grand récipient, mélangez trois parties d'eau pour une partie de jus de canneberge.
2. Dans une grande casserole, infuser ¼ cuillère à café de racine de gingembre râpé, ¼ cuillère à café de muscade et ½ cuillère à café de cannelle dans quatre tasses d'eau. Laisser mijoter 20 minutes.

3. Laissez refroidir la cannelle, le gingembre et la muscade liquide à température ambiante.

4. Jus les oranges et les citrons dans le liquide et remuer pour combiner.

5. Mélanger le liquide infusé avec le jus de canneberge et bien mélanger.

Recettes de soupe détox faciles

soupe aux brocolis

Ingrédients:

- Huile de coco, 1 cuillère
- Fleurons de brocoli, 2 tasses
- Tiges de céleri, hachées, 2
- Panais, pelé et haché, 1
- Gousses d'ail émincées, 2
- Carotte, pelée et hachée, 1
- Oignon, haché, 1
- Bouillon de légumes faible en sodium, 2 tasses
- Épinards, 2 tasses
- Citron, pressé, ½
- Graines de chia, 1 cuillère à café.
- Sel de mer, ½ cuillère à café.
- Mélange de noix et graines, grillées, si vous préférez.

Instructions:

1. Dans une grande marmite, chauffer l'huile à feu doux. Mélanger le brocoli, le céleri, les panais, les carottes, l'ail et l'oignon et cuire 5 minutes. Remuez souvent.

2. Versez le bouillon et faites bouillir. Couvrir avec un couvercle et laisser mijoter. Laisser mijoter 7 minutes ou jusqu'à ce que les légumes soient cuits mais pas trop mous.

3. Incorporez les épinards, puis verser le mélange dans un mixeur. Ajoutez le citron et les graines de chia. Mélanger jusqu'à consistance crémeuse.

4. Ajoutez le sel au choix et servir avec des noix et des graines chaudes et grillées, si désiré.

soupe aux betteraves

Ingrédients:

- Betteraves, moyennes, en cubes, 3
- Huile de coco, 1 cuillère
- Carottes, coupées en cubes, 2
- Poireau, petit, coupé en cubes, 1
- Gousses d'ail, émincées, 1
- Oignon, coupé en cubes, 1
- Bouillon de légumes chaud, 2 tasses
- Sel de mer, ¼ cuillère.
- Graines de chia, de citrouille et de tournesol, si vous préférez.

Instructions:

1. Dans une grande marmite, placez les betteraves à l'intérieur et couvrez d'eau. Porter à ébullition puis baisser le feu. Laissez mijoter à découvert pendant 30 minutes ou jusqu'à ce que les betteraves soient tendres.

2. Égouttez les betteraves de l'eau et laissez-les refroidir.

3. Dans une grande poêle, chauffez l'huile à feu doux. Mélangez la carotte, le poireau, l'ail et les oignons et cuire sept minutes. Placez les légumes sur une assiette pour les refroidir.
4. Dans le mélangeur, mélanger les betteraves, les légumes et le bouillon chaud. Mélangez jusqu'à consistance lisse.
5. Ajoutez le sel selon vos préférences et servir avec des noix et des graines chaudes et grillées, si désiré.

Conclusion

Merci de vous être rendu jusqu'à la fin du *Régime de foie gras: Guide sur la façon de mettre fin à la maladie du foie gras*, espérons qu'il était informatif et capable de vous fournir tous les outils dont vous avez besoin pour atteindre vos objectifs quels qu'ils soient.

La prochaine étape dans la prévention ou la guérison de la stéatose hépatique consiste à sortir votre calendrier et à décider du moment où vous allez commencer votre régime alimentaire sain pour le foie. Si vous ne savez pas comment vous allez faire un régime qui change votre vie, commencez par la désintoxication de 24 heures. Prenez quelques ingrédients et choisissez un jour pour vous concentrer sur votre foie. Si vous vous sentez prêt pour plus d'un défi, bloquez un week-end pour le régime 2½ jours. Quoi que vous décidiez, assurez-vous simplement de vous concentrer sur l'amélioration de votre fonction hépatique et de guérir la stéatose hépatique.

Après avoir déterminé quand vous allez faire votre désintoxication, continuez à rester concentré sur la santé de votre foie. Continuez à améliorer votre santé en nourrissant votre corps grâce à des repas sains. Passez en revue les aliments favorisant le foie énumérés tout au long de ce livre et remplissez votre réfrigérateur et votre garde-manger avec des choses que vous pouvez intégrer et saisir lorsque vous en avez besoin. Facilitez-vous la tâche d'avoir toujours ces aliments sous la main et quelques recettes sur lesquelles vous pouvez compter lorsque vous êtes à la rigueur. Essayez les recettes du dernier chapitre, mais créez-en quelques-unes en fonction de vos propres préférences alimentaires.

Le régime alimentaire du dernier chapitre est conçu pour vous donner des options rapides et faciles pour vous aider à guérir la stéatose hépatique et à maintenir votre foie en bonne santé. Les désintoxications du foie ici visent à fournir à votre corps les nutriments dont il a besoin et à soutenir la santé du foie. Comme vous l'avez appris, ce n'est pas un livre sur la façon de perdre du poids tout en faisant une désintoxication du foie malsaine (et inefficace). Il s'agit de soutenir votre santé et votre foie en guérissant la stéatose hépatique. Si vous souffrez d'une stéatose hépatique ou d'un autre problème hépatique, il est important que vous apportiez les changements suggérés à votre alimentation, pas seulement lorsque vous terminez une désintoxication hépatique, mais aussi souvent que possible. Suivez votre régime de foie gras et profitez d'une nouvelle version de vous, une version plus saine et heureuse